儿科学教授
中华医学会
儿童保健学组组长

毛萌 - 著

萌医生
科学孕育
在家庭

Scientific Breeding
& Nurturing in the Family

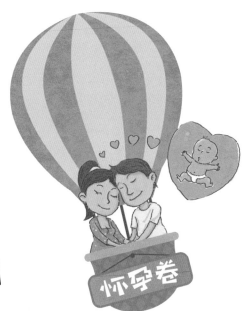

四川大学出版社

项目策划：邱小平
责任编辑：许　奕
责任校对：周　艳
封面设计：韩光毅
责任印制：王　炜

图书在版编目（CIP）数据

萌医生科学孕育在家庭．怀孕卷 / 毛萌著．—— 成都：
四川大学出版社，2019.12
ISBN 978-7-5690-3218-5

Ⅰ．①萌… Ⅱ．①毛… Ⅲ．①妊娠期－妇幼保健－基
本知识 Ⅳ．① R715.3 ② TS976.31

中国版本图书馆 CIP 数据核字（2019）第 266634 号

书名	萌医生科学孕育在家庭·怀孕卷
	MENGYISHENG KEXUE YUNYU ZAI JIATING·HUAIYUNJUAN
著　者	毛　萌
出　版	四川大学出版社
地　址	成都市一环路南一段 24 号（610065）
发　行	四川大学出版社
书　号	ISBN 978-7-5690-3218-5
印前制作	四川胜翔数码印务设计有限公司
印　刷	四川盛图彩色印刷有限公司
成品尺寸	148mm×210mm
印　张	6.5
字　数	145 千字
版　次	2020 年 5 月第 1 版
印　次	2020 年 6 月第 2 次印刷
定　价	39.00 元

四川大学出版社
微信公众号

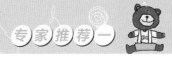

给中国妈妈和孩子最好的照顾

我在美国从事新生儿和营养学研究已走过了40个春秋。在世界各地开展学术交流的这许多年里,我遇到了毛萌教授。毛教授是我学术生涯中数一数二的好朋友,将她执笔的这套《萌医生科学孕育在家庭》推介给读者是我巨大的荣幸。毛教授在儿童发育和营养领域投入的热忱、从事的研究和教学活动,一直深深印记在我的脑海中。我尤为欣赏她专注的从业精神,更敬佩她数十年如一日地向广大母亲和孩子传播以科学为基础的有用信息的那股子劲头。毋庸置疑,这套书真实反映了毛教授真切的关怀与全心的投入。从给生活在中国及相关地域的母亲和孩子送去最佳的、简单有效的指导的角度来看,本套书会做出非凡的贡献。

25年前,我在华西医科大学妇女儿童医院的电梯间第一次遇见了毛教授,她当时还是一名初出茅庐的儿科医生。自那以后,不曾间断的学术交流一直在促进我们友谊的成长。她朝着让母亲和孩子获得更先进的、更有效的护理和照顾方面迈出了一个接一个引人瞩目的步伐。每隔一两年，我都会造访她所在的医院。每一次，我都能见证她取得的进步，每一次，她都能达到更高的水平。我见证了她从助教到副教授再到正教授的飞跃，也见证了她从一名儿科主任到两所大型的妇幼医院院长的成长历程，这些进步快得惊人，恰恰也佐证了她本人尤为出色的学术天分。

她高昂的激情、内驱力和学术热忱，众所周知。更难能可贵的是，这些品质深深感染了她身边的人。我从她身上看到了出色的组织和管理能力、优秀的人际沟通能力。她的同事和学生从不同的角度给予她的支持和对她的爱戴都深深打动了我。前几年，当她的身体面临重大挑战之际，她依然能英勇地去完成工作，这些举动激发了她的同事和学生对她更加深切的欣赏和热爱。我本人对于儿科和儿科医生秉持着一种特殊的敬爱和赏识，我可以斩钉截铁地说，毛教授绝对是一名对孩子充满了关爱的模范儿科医生。

我们一直致力于创新。记得当她了解到由我在美国主编的《早产儿营养基础与实践指南》被誉为早产儿营养学的"圣经"时，便立即采取了措施，快速有效地组织起一支出色的翻译团队，促成了该书中文版的出版，并且在全国的新生儿病房广为传播、指导实践。从实际需要出发，她同时又促成并领导她的另一个团队，翻译了我们的《医学学术成功起步：研究·写作·演讲》一书，以激励和培养中国的年青一代医疗学术队伍。

我在职业生涯的最后十年，非常荣幸地与毛教授搭档，在美国辛辛那提儿童医院医学中心推动了来自中国的医疗界同仁和护士的培训工作。每年有大量的医生和护士获得来到辛辛那提儿童医院医学中心接受培训的机会。这一项目无疑是一个巨大的变革和进步，为中国的妇女儿童医院树立了典范。

我也在她组织、领导的全国性学术研讨活动和大型学术会议中目睹了她的热忱和激情。因此，我可以笃定地告诉大家，让普通民众获得母婴关怀和照顾方面的科学认知的工作，对于母婴的健康极为必要，也极其有用。如果要选择一个人领导大家一起努力，毛教授当仁不让。

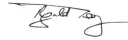

Reginald C.Tsang MD（曾振锚）
美国辛辛那提儿童医院医学中心荣退教授，
美国辛辛那提儿童医院前副院长、产前研究中心创办人、
儿科学会副主任，美国营养学院前院长

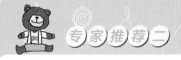

专家推荐二

让父母与宝宝共同成长

毛萌教授撰写的《萌医生科学孕育在家庭》完稿了。这本书的面世将让千万个家庭受益。

毛萌教授是我的大学同学和多年好友。大学期间，她坚定地选择了儿科专业，导师是张君儒教授，华西儿科的创始人之一。新中国成立之初，君儒教授带着两个月大的小儿子和丈夫杨振华教授从加拿大历尽艰辛取道香港回国，回到母校——当时的华西协合大学从医执教的事迹，传为华西佳话。毛萌教授深受君儒老师的影响，服务于儿童健康事业，执此一念，坚韧不懈，追求卓越，成长为我国儿科界、儿童保健学界的知名专家，并培养了一大批儿科医学硕士、博士，成绩斐然。

毛萌教授在儿科保健领域非常有建树，除常规的医疗、教学、科研以外，她非常重视儿科科普教育。这套书籍共几十万字，每一个字都由她亲自执笔，融入了她三十多年来的临床经验。只有具备真才实学的大学教授、儿科专家，才能写出具有如此深厚学术底蕴又深入浅出的科普作品。整套书的设计十分用心，将备孕与怀孕、婴儿期、幼儿期分别按时间顺序著成三册，每一册又按主题娓娓道来，语言深入浅出，优美易懂。更重要的是，全书的内容都是目前年轻的夫妻十分关心的问题，迫切想知道的事项，知识点讲述准确，让大家不但知其然，且知其所以然，与宝宝一同愉快地成长。

备孕和怀孕期间，年轻夫妻更多的是与妇产科医生尤其是产科医生交流。《萌医生科学孕育在家庭》站在一个儿科医生的视角谈备孕和怀孕问题，从胎儿发育和健康的角度出发进行阐述，与产科医生的建议形成互补。对于宝宝出生后，书中详细地讲述了应如何激发宝宝体格和智能多方面的潜能，并从认知发展、社交能力与情感发展、语言与交流能力发展和运动能力发展四个维度解读宝宝的表现和成长，进而给出父母与宝宝互动的建议，具有很强的操作性和实用性。特别是书中关于智能成长的部分是当今家长非常关注，但其他同类书又比较缺乏的内容。

因此，我真诚地向爸爸妈妈们推荐这套书，相信你们一定会喜欢。

胡丽娜

重庆医科大学附属第二医院妇产科学教授、主任、博士研究生导师
重庆市医学会妇产科专委会主任委员

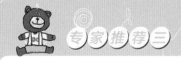

写给新手爸妈的实用育儿百科

毛萌医生是我的好友，也是我国儿童保健和儿童发育行为学界的顶级专家，曾主编我国供医学院校学生学习的专业教材，如《儿科学》《儿童保健学》《儿科专科医师规范化培训教材儿童保健学分册》等，并撰写了各种儿科学参考书，如《儿童保健与发育行为诊疗规范》等。得知她即将出版一套《萌医生科学孕育在家庭》，我便立即产生了先睹为快的愿望。

《萌医生科学孕育在家庭》这套书不仅是一名儿科医生一生从医经历的提炼和临床经验的总结，更是一位从事儿科工作多年的母亲写给新手妈妈的非常亲切而实用的育儿百科。这套书传达了一个重要的育儿理念：在孩子人生的初期，除了关注其身体的健康，更重要的是促进智能的良好发育，这将使孩子终身受益。

临床上常常看到许多准备怀孕的年轻夫妻，由于没有经验，加上缺乏专业指导，不清楚怎样进行日常备孕；也有不少已经怀孕的准妈妈，不知道怎样健康而开心地度过怀孕期，生一个健康的宝宝。这本书恰恰解决了年轻父母的问题。

宝宝出生以后，前三年是智能和体格发育的关键时期，年轻的父母想实现宝宝健康发育的愿望，就请阅读本套书。毛萌医生是一位知识渊博、对儿科工作精益求精、在学术上很有造诣的学者。更可贵的是，她不仅专业精湛，而且广播爱心，一直致力于将专业知识转化为深入浅出的能够帮助年轻父母进行家庭育儿的科普知识。新出版的这套书是她多年临床经验和临床实践的结晶，其中先进的育儿理念和结合实际的操作方法非常值得向社会和家庭推广。

年轻夫妻中的准妈妈准爸爸、已经有小宝贝的年轻父母，我相信这套书一定会给你们带来惊喜，丰富你们的知识，提升你们对育儿的兴趣并保持你们的好奇心。这种好奇和对智能成长的认知，将成为你们陪伴孩子的信心之源。

衷心祝愿《萌医生科学孕育在家庭》进入更多的家庭，陪伴孩子们健康成长。

王天有

王天有

首都医科大学附属北京儿童医院儿科学教授、博士研究生导师

中华医学会儿科学分会主任委员

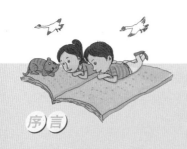

你也可以成为育儿专家

《萌医生科学孕育在家庭》共三册，经过近四年的撰写和反复修改，终于完稿了。

在30多年的从医生涯中，我一直留心观察经自己诊治或调理过的孩子，并得以与众多年轻父母交流育儿心得。虽然有一些年轻的爸爸妈妈也有照顾孩子的经历，但难以将其系统化传播。而更多的爸爸妈妈在面对养育的相关问题时不知所措，存在较多的误区。因此，我一直有一个心愿，就是将自己多年从医的经验和与全国相关领域（主要是儿童保健和心理咨询方面）的专家交流整理的各类信息集结成为能够帮助每一个家庭的育儿科普书。内容是百姓所需，文字简单易懂，方法实用可行，为忙碌的父母们设计和提供在家庭即可实践的育儿方法，帮助新爸爸新妈妈更加从容地面对和处理孩子处于婴幼儿时期的需求和病症，并在日常的陪伴中促进孩子的智能成长，让父母们也成为育儿专家。

儿童早期（一般指3岁前，又称"婴幼儿期"）的体格和心理行为发育是在家庭中完成的，而这个时期的体格和心理行为发育对孩子的一生将产生巨大影响。爸爸、妈妈、爷爷、奶奶、姥姥、姥爷或者其他的抚养者是孩子这个阶段的主要陪伴者，也是帮助孩子实现早期健康成长的关键人物。这套书便是以前沿的养育理念，通俗易懂的语言，简便而有效的操作方法为宗旨，将儿童早期养与育的知识和技能贯穿到父母及其他抚养者与孩子相处的日常生活中，帮助大家在享受快乐育儿时光的同时，实现孩子体格健全、潜能释放、智能持续提升的目标，为其一生的全面发展打下坚实的基础。真心希望《萌医生科学孕育在家庭》能够为大家提供所需要的信息和有用的建议，伴随每一个孩子健康成长。

在所有的育儿理念、理论、方法、技能中，爱是其中最不可缺的元素。我们不是圣人，但有对孩子全心的爱；我们不够全能，但可以尽自己所能；我们因养育子女而忙碌，但也忙中有趣。我们的孩子也许不是最聪明的那个，但可以是最健康、最阳光、最懂得包容与爱的孩子，是可以创造未来的一颗明星。

让我们一起来实现这个理想，现在就开始吧！

毛萌

2019年10月9日，于成都

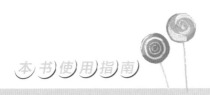

在这套书中，我将自称萌医生，与大家交流。

作为一名儿科医生，萌医生30多年来一直从多个角度关注婴幼儿的养育。31年前，我与另外两位医生一道，出版了第一本育儿科普书——《育儿备忘录》（1988）；之后又相继出版了《育儿新知》（1990）、《人体钙营养》（1999）和《孕妇指南——预防胎儿出生缺陷》（2003）三本书。

我的不断实践和对坚持全方位养育的深度思考，促成了这套书的编写。

《萌医生科学孕育在家庭》分三册，分别针对孕前和孕期、婴儿期以及幼儿期进行讲解。这套书有以下几个鲜明的特点：

● 紧扣实际。我收集整理了丰富的临床资料，积累了大量在临床工作中遇到的问题，并以有趣的方式来回答这些问题，为年轻的爸爸妈妈们排忧解难。

● 按时间顺序展开，便于查阅和学习。第一册讲解备孕和怀孕，第二册讲解婴儿期，第三册讲解幼儿期。

● 线索清楚，实用性强。按"生理发育、喂养与营养、常见问题与疾病、父母关心的问题和促进智能成长"的顺序，从五个主题出发与爸爸妈妈们交流，覆盖养育过程中涉及的主要问题，可作为家庭养育指导用书。

智能提升篇独具一格，放在第二册和第三册的最后部分。"促进智能成长"部分契合家庭早期教育的需求，从宝宝认知发展、社交能力与情感发展、语言与交流能力发展和运动能力发展四个维度，分表现形式、互动建议、注意事项三个部分对每一个行为表现进行释义分析，提出互动建议，在游戏和玩耍中促进宝宝智能提升，促进其早

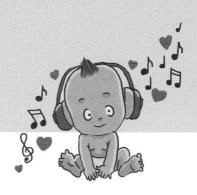

期成长型思维的建立。父母在与宝宝互动的实践中，会逐渐明白"智者弃短取长，以致其功"的道理，发现自己孩子的长处，并以正确的方式给予鼓励；同时父母们也会认同"君子立身，虽云百行，唯诚与孝，最为其首"的价值观，培养诚信、有爱心的孩子。

　　无论你是在备孕还是已经怀孕，无论家里有婴儿期的宝宝还是幼儿期的宝宝，父母们都可以从这套书中找到一些问题的答案。父母们可根据孩子所处的年龄段随身携带其中的一册，备孕期和孕期的年轻准妈妈和准爸爸可以从第一册开始阅读。这套书将在已经开放的微信公众号"萌知道"上进行更多的解读和补充，请大家关注。可实现线上对话的平台也在筹备中，以便读者们能够更方便地获取更多的信息，得到更多的帮助。

　　希望你们喜欢这套书，并从中获益。

目 录

1

开启孕育生命的征程 / 69

01

站在生命的起点

在经历了兴奋、浪漫、甜蜜、激情的恋爱之后，你们终于走入了婚姻的殿堂。结婚意味着两个没有血缘关系的恋人，成为要"执子之手、与子偕老"的夫妻，注定要用各自的"血缘"基因，孕育出包含了你们两个人的遗传基因的新生命，并用爱和付出守护你们的孩子。你们将一生用心相守，同甘共苦。

简单而琐碎、高昂而激烈、充满幸（包括性）福的家庭生活从此开始。怀孕这两个字，充满着神秘、想象与期待，对生命的一切美好的愿望都深藏其中。是的，对大多数新婚夫妻来说，备孕是性生活的重要内容之一，但新婚燕尔的你们却又有些紧张，一系列看似简单又不简单、似懂非懂的问题急需得到解答。

萌医生将从你们备孕开始一直伴随你们，直到你们的宝宝长大满三岁。

现在，让我们一起站在生命的起跑线上。在这一册书的第一部分，萌医生从一个将要与你们共同讨论和经历抚养宝宝过程的儿科医生的视角，谈一谈备孕这个话题。在儿科医生的眼中，备孕实际上就是一个关于种子与土壤的问题，犹如如何得到杂交优质产品一样有趣。这与你们以前从妇产科医生那里得到的信息是一致的，但又有许多特别的地方，比如：备孕的质量如何影响胚胎的形成？胎儿在宫内的发育是如何影响宝宝未来发育的？如何通过备孕降低宝宝患病的风险？

萌医生将从未来宝宝健康的角度与你们讨论如何更好地备孕这个老生常谈的话题，让备孕的过程变得十分有趣。

让我们怀着对未来生命的尊重开始谈论备孕。是的，这一部分是我们后面讨论所有与宝宝相关的命题的开始。我们最终要明白：在神秘的生命播种过程中，怎样让未来的宝宝更健康并充满智慧？我们该怎样开始？该为未来的宝宝提前做些什么？

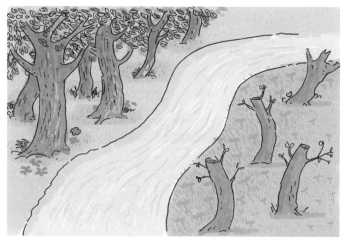

↳ 孕育生命

备孕要回答的几个重要问题

● 孕前需要做哪些检查？

● 哪个年龄段怀孕最好？

● 备孕期应该注意哪些问题？

● 怎样播撒一颗健康优良的"种子"？

● 怎样预防遗传性疾病的发生？

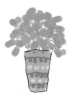

·开始创造生命的旅行·

现在，让我们开始创造生命的旅行。生命旅程从婚前检查或孕前检查开始。

婚前检查或孕前检查：优生第一步

婚前检查对优生优育有着重要意义，是预防和检测后代是否会发生遗传性疾病的第一步。年轻夫妻如果没有做过婚前检查也没有关系，应该尽量在怀孕前做一次孕前检查。

孕前检查主要是为了避免那些重大的可能影响精子和卵子发育的不良因素，包括遗传和环境两大方面。

做婚前检查或孕前检查都可以得到医生及时的指导，也有助于大家在早期发现一些异常的情况，尽早采取补救措施。

说到遗传，最受未来爸爸妈妈们关心的就是宝宝的相貌，希望宝宝长得漂亮或是英俊——是的，宝宝的相貌真的与遗传太有关系了——后代与父母的相似度竟然可以达到70%！但还有一个父母们更关心的问题，那就是未来的宝宝有没有遗传性疾病，是否四肢健全、身体健康——这个更重要。

宝宝以后长什么样很难说，这就看父母双方给予宝宝多少

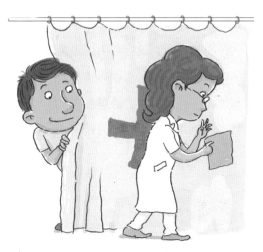

↳ 婚前检查

决定相貌的基因了。但萌医生可以告诉大家如何降低宝宝发生遗传性疾病的概率！因为根据科学测算，只要我们知道了一种病的遗传方式，就能推断其发病的概率有多高。

所以，我在这里提醒未来的爸爸妈妈们，孕前检查要注意以下几点。

夫妻双方身体健康有助于宝宝的健康成长

首先，夫妻双方需要确认是否患有感染性疾病，或者被某些细菌、病毒或其他的微生物感染过，如风疹病毒感染、弓形虫感染或肝炎等。我会在后面说明风疹病毒、弓形虫这些东西到底是什么怪物，为什么有可能造成怀孕的异常。

其次，夫妻双方，尤其是女方需确认有没有患可能影响怀孕的疾病，如糖尿病、高血压、心脏病等慢性疾病。如果有，一定要提前预防或治疗，以保证能够正常怀孕。比如，如果女方患有糖尿病，血糖过高，就会产生由血糖增高引起的一系列代谢异常，那些专门"对付"血糖的胰岛素以及相关的激素可能增高，增高的血糖和胰岛素会通过胎盘进入胎儿体内，必然导致正在发育中的胎儿发生一系列的连锁反应，从而影响胎儿的生长发育。

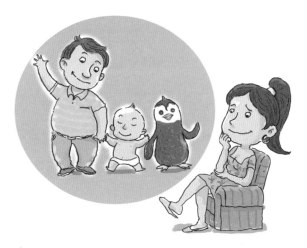

↳● 优生优育：父子就像一个模子倒出来的

双方生殖系统的健康程度对婚后性生活很重要

生殖系统的健康对婚后的性生活很重要，也会影响怀孕。

妇科检查可以发现女性生殖系统的异常，比如，子宫缺如、发育不良或畸形，处女膜闭锁，阴道发育异常等。一旦在检查中发现异常，应及时补救。虽然这些异常的发生率不高，但还是重视为好，提前发现，以免措手不及。又比如子宫肌瘤、子宫内膜异位症等还可以在孕前进行相应的临床治疗；外阴皮肤和黏膜的炎症，如破损或溃疡，也需要及时治疗。此外，有高危性行为的人，还需要排除性病的可能，及时发现并治疗，避免对未来宝宝造成影响。

泌尿科在检查男性生殖器时，主要看阴茎长度，有无包茎、阴茎硬结、尿道下裂、隐睾或睾丸过小等。

生殖器官检查虽然不是强制性检查，但为了做到有备无患，对宝宝负责，还是建议去医院做一下检查。

要去一次遗传学咨询门诊，排除遗传性疾病的可能

种子质量上乘，播撒后才有好收成。夫妻双方应关注双方家庭有无遗传性疾病家族史，如果有，要注意应该怎样预测下一代发病的概率。当然，我们要知道，即使有遗传性疾病家族史，也不会影响结婚和婚后的性生活。咨询医生可以让夫妻双方知道结婚后应该怎样预防下一代罹患同样的疾病，为未来宝宝的健康打下基础。

什么是遗传学咨询？遗传学咨询有什么好处？

遗传学咨询就是夫妻与临床遗传学专家面对面交谈，提出对怀孕、生产的疑问，由临床遗传学专家回答或解决这些问题。

遗传学专家可以帮助未来的爸爸妈妈全面了解遗传性疾病，会根据咨询者的具体情况，提出对由遗传性疾病引发的婚姻、疾病防治、生育等方面问题的建议。

如果你有遗传性疾病家族史，通过对检查结果的分析，专家可以告诉你本人是否患有遗传性疾病，你的下一代患病的风

险有多大。

如果你已经与患遗传性疾病的人或者携带者结婚，专家也可以告诉你某种疾病的患病风险，并给出如何更有效地避免下一代患病的建议。

如果你已经妊娠，专家可以安排你进行胎儿遗传性疾病的筛查，必要时进行产前诊断。

如果胎儿被确诊有某种缺陷，医生可以帮助你随访腹中的胎儿，及时提供相应的帮助。如果你决定继续妊娠，医生还可以帮助你进行下一步的处理，如提供孩子出生后需要的特殊治疗、特殊家庭护理，满足其他特殊的护理需求。现代医学的发展已经可以使部分胎儿缺陷在出生前就进行手术矫正了，因此有些遗传性疾病不会对孩子造成太大影响。

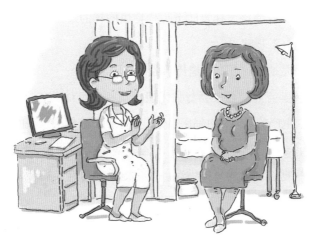

向医生咨询优生优育问题

哪些情况需要去遗传学咨询门诊?

如果夫妻双方有以下情况,建议去遗传学咨询门诊:

- 双方任何一方有遗传性疾病或者生殖器异常;

- 双方家庭成员中有遗传性疾病患者或先天畸形;

- 双方有近亲关系且在四代血缘以内;

- 怀孕时女方年龄超过35岁;

- 怀孕后羊水过多;

- 有死胎、死产生育史或习惯性流产;

- 曾经生育过有问题的孩子,即使并不知道确切的
  诊断结果;

- 结婚多年没有生育;

- 生活或工作环境中接触过有害物质;

- 怀孕后不小心用过药;

- 各种检查怀疑或证实胎儿有问题。

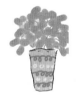

遗传学咨询的目的是让准爸妈保持积极的态度,做到心中有数,在医生的指导下科学地处理可能发生的各种问题。

做必要的化验检查

有时候还需要进行一些化验检查,常规检查有血常规、尿常规、胸透、肝功能、血型等,如有必要,也应该做染色体核型分析。染色体是一个很重要的概念,我会在后面详述。此外,女方还应做阴道分泌物滴虫、霉菌检查,必要时做淋菌涂

片检查，男方应该做精液分析。在我国，有的城市还规定婚前检查要做艾滋病的化验检查，如果有条件，夫妻双方最好都做一次与艾滋病相关的检测。

总之，婚前检查或者孕前检查对男女双方都很有必要。如果夫妻双方婚前没有做检查，最好在怀孕前完成检查，并有针对性地采取备孕措施。

怀孕最佳年龄段

适龄怀孕很重要

现代社会的生活节奏很快，结婚后，因各种因素的影响和观念不同，每一对夫妻计划要孩子的时间各不相同。

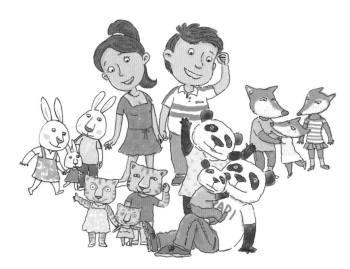

↳ 我们要怀孕

然而，"要在适合的年龄怀孕"这话可不是随便说的，而是有科学依据的。大量的临床医学研究证明，女性只有在适合的年龄段怀孕，各种怀孕的风险以及胎儿罹患各种遗传性疾病或先天异常的风险才是最低的。人类是哺乳类动物，寿命是有极限的，人类的生理功能最强、最好的时段其实并不很长。

对生育而言，以概率计算，由于卵子质量迅速变差，女性40岁以后怀孕的概率就变得非常低了，而男性生殖细胞质量保持良好的时间要比女性多出10年。

我们提到的怀孕的年龄段是以女性的年龄来计算的。人类最理想的生育年龄是20~30岁。但一般说来，35岁以前完成生育孩子的计划都算是好的。就是说，如果夫妻只要一个孩子，最好在35岁以前完成生产。如果夫妻决定要两个孩子，也要在35岁前生育第二个孩子。女性一旦过了35岁，一方面，生理机能明显减退，另一方面，染色体异常与生出畸形儿的概率逐渐升高（卵子老化）。作为儿科医生，萌医生建议女性最好在35岁以前，如果可以，应该在30岁以前生育宝宝。

有句话叫作"十月怀胎，备战半年"，就是在提醒大家，最好在计划怀孕的前半年，先做孕前检查，同时也要开始改变生活习惯及自身的营养状况，让身体保持在最佳的状态再受孕。

关于怀孕年龄与遗传性疾病的五问五答

近年来，大家可能发现遗传性疾病好像越来越多了，尤其是现在各种传播形式反复对一件事情进行描述。比如，常见的遗传性疾病唐氏综合征就是让很多备孕女性闻之而心悸的疾病。萌医生在这里解答一下备孕夫妇经常问到的有关遗传性疾病的问题。

问题一 为什么高龄妇女怀孕会面临更大的风险，后代容易患遗传性疾病呢？

答： 遗传是一个简单又复杂的现象，简单理解就是"种瓜得瓜，种豆得豆"。怀孕也是这个道理。夫妻双方各提供一粒种子——女性的卵子和男性的精子，它们在女性的肚子里相遇、结合，再通过长长的输卵管进入子宫，安家落户。子宫内膜好比土壤，种子的质量和土地的肥沃程度就是长出好庄稼的基础。任何一粒种子出现的问题都会在后代身上以遗传性疾病的形式表现出来。随着夫妻双方年龄的增长，他们提供的精子和卵子的质量就会下降，尤其是卵子的质量下降更为明显。这就是我们提倡适龄生育的原因。此外，不良的环境因素也会干扰卵子和精子的发育和成熟，如酗酒、抽烟等。

问题二 遗传性疾病主要包括哪些?

 答:

　　大家只需要记住"染色体病"和"基因病"这两个名称即可,如果列出遗传性疾病的具体名称,恐怕20页纸也写不下。有些出生就"带"的疾病是因为遗传,即父母某一方或双方的基因本身就有问题,如地中海贫血;有些则是因为胚胎在子宫内受到不良因素的刺激,使胎儿的基因发生了变异或者与胚胎发育相关的"表观遗传"出现了异常,如先天性心脏病。

 问题三 什么是染色体? 什么是基因?

答:

　　我们每个人有5万~10万个基因。这些基因是遗传的基本单位。

　　每个人都有23对(46条)染色体。第1至第22对染色体为常染色体,男女都是一样的。第23对为性染色体。男性的性染色体为XY,X染色体来自母亲,Y染色体来自父亲;女性的性染色体为XX,一条X染色体来自父亲,另一条X染色体来自母亲。染色体目前被认为包含了我们人类所有的遗传信息。

　　包含有遗传物质的东西叫作核酸,核酸分为DNA(脱氧核糖核酸)和RNA(核糖

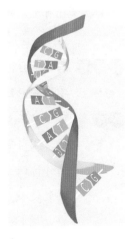

↳ 染色体双螺旋结构

核酸）。基因就是位于DNA上的带有遗传信息的片段。基因存在于染色体上，染色体存在于细胞核内。

DNA分子是双螺旋结构，就像一层层盘绕而上的梯子，两条螺旋中间的核苷酸结合在一起，就像梯子上的横条。一个细胞内的DNA有多少呢？有多达30多亿个组对！而在人体46条染色体中，任何一条都有一亿个组对！是不是相当惊人的数目？

问题四 **性染色体是怎么回事？**

答：

研究已经确认了X染色体上有1098个蛋白质编码基因。有趣的是，这1098个基因中只有54个在对应的Y染色体上有相应的功能。与X染色体相关的疾病有百余种。人类Y染色体上有一个"睾丸"决定基因，对决定性别至关重要。已知的与Y染色体有关的疾病也有十几种。可见，基因决定了遗传性疾病的存在。

问题五 **唐氏综合征的表现有哪些？怎么预防？过了30岁再怀孕，会很容易生出这样的宝宝吗？**

答：

唐氏综合征患儿的发育过程明显较正常宝宝迟缓，肌肉强度差，身体弱，坐立能力差，语言发展和动作协调性差。这种患儿的面部也有特点：眼距近、眼裂较小、鼻梁塌、前额窄、耳郭小。一般女性在35岁以前生产，宝宝患唐氏综合征的可能性只有千分之一。因此过了30岁以后，也要尽早生产。

母亲年龄与生产唐氏综合征宝宝的概率关系

唐氏综合征患儿的存在深刻说明了环境致畸因素以及基因或者染色体异常是如何影响一个人的生活和结局的。

人体的23对染色体大小不一。为什么唐氏综合征又叫作21三体综合征？因为第21对染色体出现了基因缺陷，受精卵中第21对染色体有三条，而正常者只有两条。这就导致了唐氏综合征的发生。

唐氏综合征的发生率与母亲怀孕时的年龄有密切关系。这种病源于第21号染色体上发生的异常，表现为三体、易位、嵌合三种类型，简单形象地说就是"士兵"们站错了队。发生这种现象的原因主要是高龄孕妇卵子老化，当然也有例外，比如因为受不良环境影响，基因发生了突变。有此种染色体异常的患儿60%在胎内早期即流产。现在我们明白了，唐氏综合征发生的概率是随着女性的年龄增长而增高的。35岁以后生产的风险比25岁生产高出近10倍。请参考下表中的数字。

母亲年龄与生产唐氏综合征宝宝的概率关系表

母亲年龄（岁）	发生唐氏综合征的概率	胎儿发生染色体异常的概率
20	1：1667	1：526
30	1：952	1：385
35	1：378	1：192
40	1：106	1：66
45	1：30	1：21

但是，35岁女性所怀胎儿发生染色体异常的概率仍然只有1：192，就是说，35岁以上怀孕的女性中仍然有99.5%的胎儿是正常的！所以，大家是不是感觉放松多了？可见，任何事情都是相对的，概率也是相对的。不要因为一个数字，过了35岁的我们就不敢怀孕了。

认识和预防遗传性疾病的发生

现在，我们来简单谈谈与遗传相关的几个问题。理解这些问题，不仅对怀孕有帮助，而且对我们的日常生活也有启发。

其实，这些问题涉及生物学相关的知识，即使是一名从事临床医学工作很多年的医生也需要复习一下才说得清楚。相信我们的准爸妈们已经具备了一定的生物学基础，通过学习是完全可以理解的。

细胞的复制就是遗传物质的传递。子代与原来细胞的DNA应该一模一样，细胞的结构也相同。DNA的复制原理不复杂。但每一个细胞中都有多达30亿个碱基对，而每一个碱基对只能在生命发生中的某一个特定的时刻进行不能有丝毫差错的复制——这么大的数目，实在是一个巨大无比的工程，而这个工程，就发生在我们的体内。一旦有丝毫的差错，遗传性疾病就发生了。

遗传性疾病有很多类型。第一大类是染色体异常导致的遗传性疾病，分为常染色体异常疾病和性染色体异常疾病。染色体遗传分为显性遗传和隐性遗传。第二大类是基因异常导致的遗传性疾病，分为单基因遗传性疾病和多基因遗传性疾病。近

20年来，现代科学又发现了很多以前不知道的遗传性疾病，但有些遗传性疾病的病因我们仍然不清楚。

对于遗传性疾病，我们只需要了解，不必深究，因为这是一个十分复杂的诊断体系。而了解如何预防遗传性疾病的发生才是最重要的。

遗传性疾病的预防需要做好几件事

婚前检查或孕前检查。夫妻通过检查可以比较早地知道自己的基本情况，有哪些影响备孕和怀孕的危险因素，及早回避、远离，达到预防目的。

选择生育年龄，降低患病概率。在20~30岁生的孩子比30岁以后生的孩子患遗传性疾病的概率低；在30~34岁生的孩子比35岁以后生的孩子患遗传性疾病的概率又小很多。35岁是一个节点。但我们只要遵循科学的监测原则，完全可以分娩一个正常的孩子。

远离有害环境。女性在备孕期和孕早期尽量远离有害环境，避免接触有害物质。这一点非常重要，尤其是孕早期。

产前筛查。有遗传性疾病家族史、35岁以上怀孕、有多次自然流产史、有过不良妊娠史的女性，在怀孕期间应该做产前筛查和产前诊断，在医生指导下继续怀孕。目前，怀孕后产前筛查已经非常普及，建议有条件的准妈妈都进行筛查。筛查后如果有任何问题，在医生的指导下进行下一步的诊断性检查。

按期孕检，及早发现胎儿的任何异常。现在胎儿医学进展很快，有些先天性疾病可以在宫内就进行干预治疗了。

新生儿筛查。出生后的新生儿，要按照规定做新生儿筛查，以尽早发现问题并尽快给予干预措施，避免错过最佳治疗时机。如先天性甲状腺功能低下，及早发现，及时干预用药，孩子可以正常成长，如果发现晚了，没有治疗，智力发育就会受到明显的影响。

总之，以积极、科学的态度对待怀孕，可以在很大程度上预防后代患遗传性疾病。

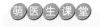

萌医生课堂

谈谈遗传与环境

结婚生育虽然是一件最自然不过的事情，但仍然有些父母对养育健康聪明的宝宝缺乏信心，从而对怀孕产生犹豫，对未来的养育缺乏自信。尤其是在了解了一些生育风险以后，他们更是担心在怀孕或养育过程中出现差错。

生育受到两个方面的影响：一个是遗传，一个是环境。遗传具有规律性，现代生物学和医学的发展已经可以指导我们遵循这种规律，尽可能地避免后代罹患遗传性疾病，降低生育风险。因此，如果家族中有相关的遗传性疾病患者，我们就能预测生育的风险概率。只要夫妻提前做孕前咨询获取信息，就可以从各个环节尽量避免下一代发生遗传性疾病。

环境包括大环境和自身体内的环境。自身体内的环境大多都是可控的。这里所说的可控，指当我们认识到环境对怀孕的重要性后，有意识地避开对怀孕不利的有害因素，创造良好的怀孕环境。

环境中的有害因素是"慢性杀手"，会在不知不觉中隐藏在未来宝宝的身体内，甚至改变遗传信息。

男性吸烟会导致精子发生异常的概率增加，还可能导致染色体的异常。如果女性吸烟，发生流产和胎儿早产的概率增加，胎盘早剥和前置胎盘的可能性也会增加。如果怀孕期间，母亲体内酒精浓度增加，则会直接影响细胞水平的代谢过程，尤其影响胎儿的神经系统发育，临床上见到最多的是低体重儿，有斜眼、前额突出、招风耳等，智力低于正常人，严重者可有脑萎缩。

大环境对胎儿影响最典型的例子就是广岛原子弹爆炸后很长一段时间，受到辐射的地区有大量畸形儿出生，出生后儿童的白血病发生率也大大增加。

可见，避免环境中的有害因素对备孕和怀孕都非常重要。与此同时，营造良好的营养内环境，适当锻炼促进机体血液循环，保持愉悦的心情，都可以使机体保持良好状态。

只要在备孕期间尽量避免相关的环境危险因素，积极、健康地生活，分娩出一个健康宝宝就指日可待了。

孕育健康聪明的宝宝

有些夫妻虽然有生育愿望，但对生育仍然犹豫，还有些夫妻对什么时候做父母没有规划，并且对是否可以做合格的父母缺乏信心。有的夫妻会因为嫌麻烦或担心养育过程中问题太多而放弃生育，也有夫妻因为想多潇洒几年，结果错过了生育的最佳时机。这些其实都是对生育和养育缺乏信心的表现。

养育孩子是我们人类的天性和与生俱来的本能，我们要珍惜并好好利用。生育并不可怕，虽然有一定的风险，但它更是一个自然的过程。现代科学的进步可以降低分娩的痛苦，并且已经在临床使用的无痛技术可以使产妇从容分娩。养育更是一件乐在其中的事情，在养育孩子的同时，孩子也将带给你成长的惊喜和无尽的快乐。这才是一个家庭完美的生活。

生育年龄在20~30岁最好，尽量不要晚于35岁。让女性在生殖系统处于最佳状态时完成生育，可以极大地降低遗传性疾病发生的风险。因此，无论有多忙，请大家为了后代的健康和家庭的幸福，做好生育计划。

有的女性担心自己不够成熟，抚养孩子的经验不足，心理准备还不够充分，故不想怀孕。其实，应首先考虑生育条件和最佳时机，并不需要等到所谓自己成熟后才去抚养孩子。把抚养孩子看成一个自然的过程，是我们不断学习、不断成熟的过程。大家在怀孕期间以及孩子出生后的抚养过程中可以持续不断地学习，让自己的心理成熟，自然会有担负责任的意愿。父母甚至可以像朋友一样与孩子一起探索未知领域，与孩子一起玩耍、进步。父母和孩子一起成长，这难道不是人生最大的乐事吗？

　　还有的夫妻因为自己身体不好或患有某种疾病，不愿意怀孕。此种情况就要区别对待了。对大多数的确患有疾病的女性来说，现代医学的发展已经完全可以将疾病控制在良好的状态，为备孕、怀孕提供良好的条件（见"患病女性的备孕"）。比如患有糖尿病的女性，只要能够很好地控制血糖水平，怀孕时就不会影响胎儿的宫内发育；患高血压的女性只要在医生的指导下合理用药，控制好血压，同样可以怀孕；有遗传性疾病家族史或者自己有遗传性疾病的夫妻任何一方，都不一定需要放弃怀孕。健康妊娠的关键是积极咨询，得到医生的指导，尽量避开对怀孕不利的因素。怀孕后坚持定期孕检，做好产前筛查和诊断。

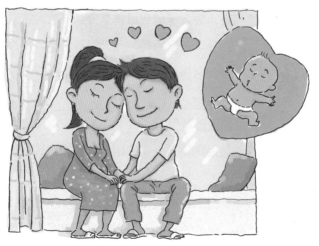

　　　优生优育：父母的健康决定下一代的健康

可见，即使是身体状况不理想的夫妻，也可以摆脱疾病带来的困扰，排除各种不利因素，成功怀孕，享受做父母的快乐，让家庭生活更加和谐圆满。而生育宝宝后，只要科学喂养，细心护理照顾，用正确的方式养育，宝宝就能够健康成长。

新婚生活容易出现的问题及预防

新婚生活给夫妻带来喜悦欢乐，但有时也会带来一些问题，要加以注意。

警惕蜜月膀胱炎

结婚后，由于疲劳加上频繁性生活，新娘容易患上膀胱炎，又称蜜月膀胱炎。其主要表现为有尿意，但又排尿不多，有时还伴有尿痛症状，一般不发热，但常伴有下腹部不适。这是因为发生了感染，最常见的病原菌是大肠杆菌。一旦出现症状，应在医生的指导下赶紧用药，几天即可治愈。如果已经在备孕期，看医生时要向医生说明情况，尽量不做有创检查，如尿路造影、X光片等。

避免膀胱炎的关键是预防。

第一，局部接触的物品一定要清洁，勤换内裤，保持夫妻外阴部清洁。

第二，性生活过后，赶紧排空膀胱。这样不仅可以防止尿液潴留引发感染，而且可以起到冲洗尿道的作用。

第三，用于擦洗局部的纸或毛巾必须保证干净。最好在性生活前洗澡或擦洗局部。大量饮水对预防膀胱炎也有作用。

性交困难

性交困难首先要排除心理因素。有些男性可能因为比较内向，或者对性交存在心理障碍而产生问题；女性则常常因为畏惧而不愿意进入性交状态。这种情况需要夫妻双方充分交流，疏通感情。妻子对丈夫说些甜言蜜语可以唤起双方的性欲。在妻子有畏惧情绪时，丈夫也要控制情绪，用温柔体贴的方式让妻子逐渐进入状态。一般说来，只要没有器质性疾病，性交困难是完全可以通过双方的努力克服的。如果出现了疾病状况，如出现性交无能状态，就需要看医生了。

性生活频繁

新婚夫妻年轻气盛，性生活频繁是可以理解的，有的夫妻一个晚上就可发生多次性交。一般说来，新婚时每天1次，之后保持在一个星期2或3次是比较正常和健康的。当然，还要看夫妻双方的需要，如果夫妻双方都需要多一点也是可以的，但不能过于频繁。

对男女双方而言，过度频繁的性生活会消耗较多的体力，久而久之，必然造成体质状况的下降，随即会影响到精神状态，甚至影响到思维能力、记忆力、分析能力等。由于性冲动的连续与重复发生，无论男女都会加重性控制神经中枢与性器官的负担，结果反而容易造成性功能衰退。男性性生活频繁，会延长射精时间，因为第二次性生活的射精出现时间肯定比第

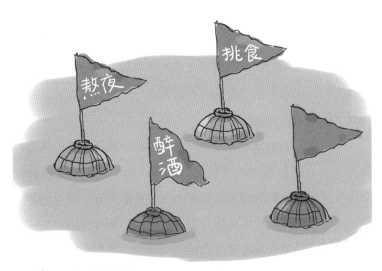

一次长，容易诱发阳痿、不射精、射精时间迟缓、性生活无快感等性功能障碍。同时，频繁的性生活会让性器官反复与持久性地充血，从而诱发前列腺炎、精囊炎等，造成会阴部不适，引起腰酸背痛，甚至还会出现血精。女性性生活频繁，性器官常常处于充血状态，会诱发盆腔充血（即盆腔淤血综合征），产生腰酸及下身沉重等不适的感觉。

另外，长期频繁的性生活，使第二次以后的性满足程度比前一次要差，容易造成心理上的影响，让人误认为自己性功能有问题，导致由心理与精神因素诱发的性功能障碍。所以，有节制的性生活才有质量。

规律的孕前生活

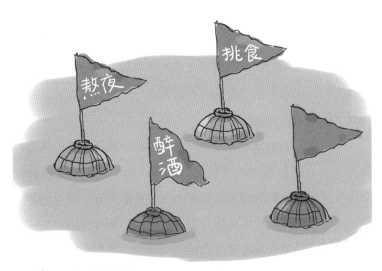

↳ 不良行为展示

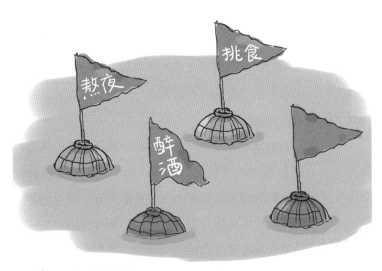

妻子："该睡觉了！"

丈夫（继续在网上打游戏）："等一下，我一定要赢这个对手。"

妻子："不行，太晚了，都过12点了，明天还要早起上班呢！"

丈夫："就打完这一局……"

妻子：……

或者：

妻子："少抽点烟，医生不是说了吗？"

丈夫："就一支，就一支，忍不住了。"

妻子：……

类似的生活情景很多。健康备孕有时候是很难坚持的。

但萌医生还是要提醒大家，如果决定怀孕，最好给自己半年左右或至少3个月的准备时间。怀孕前夫妻双方健康有规律的生活对孕育一个健康聪明的宝宝是非常重要的。

什么是健康生活？健康生活最重要的一个方面就是生活有规律，如保持一定的生活节奏，劳逸得当，饮食平衡，睡眠充足。除此而外，还要营造良好的夫妻生活环境。

生活节奏通常指的是每天基本的生活规律，如起床、上班、下班、娱乐、睡觉。早睡早起符合人体科学，对身体在一天劳累之后的恢复极有好处。年轻夫妻有时难以做到，但一旦决定要孩子了，就要努力保持良好的生活节奏，至少不要太劳累。

劳逸得当是指工作时认真工作，休息时放松心情和身体，加班不要太多，也不要太放纵自己，不要经常熬夜。加班不要超过晚上9点，玩耍也不要超过晚上10点，争取晚上11点以前上床睡觉。克制并保持已有的生活节奏，有规律地生活。有的年轻夫妻很难做到，那就尽量不要太耗费精力，保证性生活时精力充沛。

饮食平衡是孕前准备中很重要的一环。我们在本部分第五个问题"备孕条件——环境"中会告诉大家怎样选择备孕期的食物。

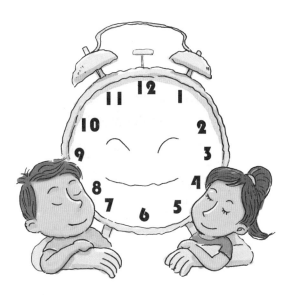

↳ 规律地生活

睡眠充足，每天的睡眠最好不要少于7个小时，以保持精力充沛。充足的睡眠可以保证精子和卵子发育良好，疲惫容易影响食欲和身心健康，对精子和卵子的发育也不利。

营造充满爱的夫妻生活。爱情是真正的孕育生命的营养。夫妻生活和谐甜蜜，充满激情，对孕育健康的宝宝尤其重要。只要没有特别的不良因素存在，如酗酒、吃药、接触放射性物质等，受孕后完全可以继续怀孕。即使有某些不良因素存在，也可以咨询医生后再决定是否继续怀孕。在后面将要谈到的避免不良因素的问题中，我们还会专门讨论哪些是孕早期的危险因素。所以，怀孕实在是件好事情，不必过于担心。

说了这么多，好像都是些婆婆妈妈的事情。是的，正是这些生活琐事让我们每天的生活充满乐趣。夫妻相爱，努力工作，有吃有穿，环境舒适，充实而幸福，这就是我们一般人的生活，也是备孕之良境，何乐而不为？

备孕条件——环境

营造良好的备孕小环境

有时候，我们无法选择大环境，比如，居住城市的空气、日常饮用水和各种可能被污染的食品等。但我们可以尽自己最大的努力，降低环境污染的危害，将生活的小环境营造得相对好些，让生活更健康。

干净的空气

如果居住城市的空气污染指数低，就再好不过了！比如三亚、丽江、香格里拉等地。如果居住的城市空气污染指数常年比较高，的确相当悲哀。怎么办？在空气不好的时间段尽量减少户外活动，或者出门时戴上防霾口罩。有条件时也可以在家里添置一些净化空气的设备，让居室的空气更清洁些，尤其是在夜间睡眠的时候。

干净的水

大部分城市和农村都有干净的自来水。一般说来，自来水都很干净，烧开的水就可以饮用，不需要全部都用矿泉水或其他纯净水。

健康的饮食

备孕期间，尽量选择新鲜的食材，蔬菜或水果用水浸泡10~20分钟后清洗，去除可能存在的农药，可去皮的水果去皮食用等。优质蛋白质、碳水化合物、脂肪等合理搭配。关于食物和营养的搭配会在下一部分详细讲解。

避免环境中的危险因素

环境已经成为大家谈论最多的话题。环境中哪些因素是备孕和怀孕需要避开的呢？

不要谈虎色变哟，只需要正常生活，好好应对就是了。但备孕期要树立较强的意识：尽量避开各种危险因素，降低接触危险因素的概率，保证在相对优质的环境中受孕，实现胚胎的正常发育。

尽量不用药物

一般说来，在备孕期间尽量不吃药或少吃药。如果生病非吃药不可，一定要在医生的指导下选择可以使用的药物。

如果感冒了怎么办？感冒如果很严重，扛不过去，就需要吃药。最好不要自己到药店去买药，因为感冒药中常常含有抗组胺类药物和镇静剂的成分。这些药物少吃可以，不宜过量。备孕期对药品的严格限制不多，尽量少用药是原则。所以，如果没有明显的发烧症状，可以多喝水，多休息，多吃蔬菜水果，保持饮食清淡。

怀孕后，就要严格限制一些药物的使用，本书第二部分会有详细介绍。

酒精有害

备孕期间，夫妻双方最好不喝酒或少喝酒。研究表明，酗酒后怀孕妇女的胎儿容易出现宫内发育迟缓，甚至神经系统的发育也受到影响，这种胎儿叫作"酒精儿"，这种疾病叫作"酒精儿综合征"。当然，偶尔喝一口是不会有问题的。

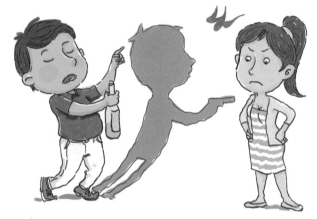

备孕期间不酗酒

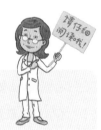

萌医生课堂

酒精儿

　　酒精儿是指夫妻一方或双方大量喝酒后同房怀孕生下来的孩子，酒精儿综合征已被列入出生缺陷。酒精儿发生智力低下和残疾的风险比正常胎儿要高，在出生前主要表现为宫内发育迟缓，即胎儿生长发育小于孕周，出生时体重低，医学上称为"小于胎龄儿"。意思就是说，他们在宫内的体重较同胎龄的胎儿应该有的标准体重要轻，出生后较同龄儿童的发育要缓慢得多，并表现出一些身体畸形，比如前额突起、眼裂小、斜视、鼻梁短、鼻底部深、鼻孔

30

朝天、招风耳等。由于他们的中枢神经系统发育在胎儿期受到影响，智力也常常低于正常孩子，但一般生活能够自理。受影响严重的酒精儿还会出现脑萎缩，甚至死亡。在心理发育方面，酒精儿容易出现某些性格上的缺陷，如：性格比较孤僻，不合群；遇事逃避，缺乏责任心；烦躁不安，性急易怒，对外界刺激比一般人敏感等。还有报道称酒精儿长大后容易抑郁，甚至出现幻觉而自杀。但不是每一个酒精儿都具备全部的症状，其症状轻重不一。

到底喝多少酒同房怀孕后才会出现酒精儿？虽然目前并没有一个准确的数字，但大量喝酒后同房，或夫妻一方长期酗酒，风险就比较大。酗酒的含义，就是沉迷于酒精。经常酗酒的妇女的胎儿中酒精儿的比例为30%～40%，特别是一些酗酒后就有性生活而受孕生出的胎儿，其受影响的机会就更大。经常饮酒但量不大或偶尔饮酒后怀孕的夫妻，他们所生的宝宝患酒精儿综合征的机会虽然比酗酒的夫妻要小一些，但是宝宝仍有可能出现神经系统的发育异常。所以，建议进入备孕阶段后，最好不要喝酒。

在这里强调一点，酒精在受孕前可以影响精子和卵子的发育，受孕后则影响胚胎发育，而主要受累的器官是以大脑为首的神经系统。所以，为了孩子的健康，在怀孕前半年或至少前三个月开始戒酒是比较明智的，如果戒不了，也一定要少喝，再少喝。

停止吸烟

要长期有吸烟习惯的人放弃吸烟好像是不可能的事情。但是，萌医生还是要说，如果准备怀孕，还是要尽量避免主动吸烟和被动吸烟。

为什么？首先，吸烟影响生育功能。有数据为证，长期频繁吸烟者的精子受精能力较不吸烟者下降75%，罪魁祸首是香烟中的尼古丁！精子可以识别尼古丁，并对它产生反应。长期吸烟使得人的精子中尼古丁受体超载，从而使精子的受精能力下降。什么是精子的受精能力？就是长得好不好（精子的质量）和在阴道以及子宫里奔跑的速度啊！你把它叫作游动也行，就是游动的速度。总之，长期吸烟会导致精子体力不支，故受精能力也下降了，甚至还有更严重的结果——增加流产危

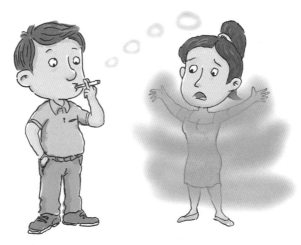

备孕期间不吸烟

险。如果是准妈妈本人吸烟，不仅危害自己的健康，还有可能影响卵子的发育，同时还可能在怀孕初期对胚胎造成伤害，因为香烟中所含的烟碱和尼古丁会造成全身血管病变，子宫血管受累后，怀孕早期容易发生流产，到孕中期容易发生怀孕期间最危险的并发症之一——妊娠高血压综合征。

可见，备孕期开始戒烟是非常重要的。

远离射线

备孕期的女性最好不要接触任何射线。男性如果可以，完全避免最好。这一点不需要讨论，射线对身体的负面影响是肯定的。

有些处于备孕期的女性在停经一段时间后，自我主观地认为可能没有怀孕，盲目接受医生建议做体检或因其他原因做检查，接触了X射线，或者吃了对胎儿有影响的药物，之后又发现自己怀孕了，此时后悔就来不及了。到了这个时候，任何医生都无法确定地回答你是否可以继续怀孕的问题！

电脑有没有辐射？用电脑时间的长短，直接决定接受辐射的多少。但现在的电脑大多都已经换成液晶屏，辐射很小。一般而言，只要不是整天守在电脑前不离开，周围又被很多台电脑包围，而只是需要时用一下电脑，每天只有几个小时，对身体是没有损伤的，对怀孕也不会有影响。因此，备孕期只需要有尽量少碰电脑的意识就可以了。

怀孕期间也可正常接打手机，但我们不提倡长时间使用手机。

看电视有没有辐射？如果看电视的时候离电视机的距离在4米以上，一般是没有问题的。如果你与电视机的距离只有2米，也没有关系，因为你不会整天坐在电视机前，这样，辐射也就少多了。

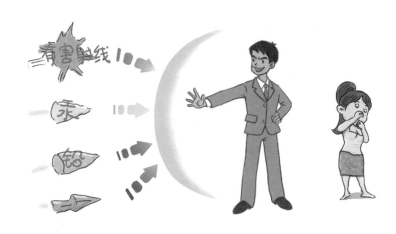

↳ 避免环境中的危险因素

特殊职业危害因素

这里所说的特殊职业危害因素主要是指对生殖系统有影响的职业危害因素。男性和女性的职业危害因素有些不一样。在我国，对婚前男女和生产前的夫妻是有相关的保护政策的。

男性的特殊职业危害因素主要是射线、铅和各种化学物质。只要稍加注意，就可以避免。

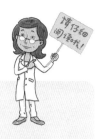

精子与射精

男性的生殖系统包括很多器官，但最重要的是睾丸，男性的性征、生殖、性交都是通过睾丸发挥作用的。睾丸有产生雄性激素从而体现男性特征和产生精子两个重要功能。精子产生后，存放在附睾尾部，15~25天发育成熟，有游动的能力，再过一周便开始老化。如果没有射精，精子便死亡，再被机体重新吸收。

睾丸是两个像枣子一样大小的器官，长大约5厘米，宽约3厘米。睾丸位于一个"囊"内，这个"囊"很宽松，空间很大，有利于睾丸的自由滑动，这个"囊"就是阴囊。阴囊下有一层肌肉，主要功能是保护睾丸。当受到刺激时，肌肉收缩，上提睾丸，以免睾丸暴露在外，遭受撞击。

精子有一个椭圆形的头，包含着23条染色体。头的后面就是短短的像圆柱一样的身躯，后面再拖着一条长长的尾巴。仔细看，精子的头部还有一顶"帽子"，里面装有酶，当与卵子接触的时候，这种酶使卵子的表面发生变化，精子更容易钻入卵子体内。

当出现一定的性爱环境时，就会发生射精。射精前，成熟的精子暂时储存在附睾内。射精的时候，成熟的精子可以穿过输精管和前列腺，与精浆共同形成精液。进入

01

站在生命的起点

阴道的精子存留在阴道中，用自己最大的力气游到子宫颈口，然后进入宫腔，再到输卵管。3亿多的精子进入阴道后，最终只有一个有机会穿透卵子，前提条件是有卵子存在。精子在子宫内存活的时间一般为两天。进入阴道后跑在最前面、最强壮的精子到达输卵管并游到卵子跟前只需要8~10分钟。跑在最前面的最强大有力的精子与卵子接触的一刹那，便会发生化学反应。精子释放出一种酶，比精子大8.5万倍的卵子表面的细胞膜便会发生变化，使其他精子无法再钻入。这个占据了卵子的精子便与卵子在输卵管中结合了，称为受精。结合而成的细胞叫作受精卵。受精卵将返回子宫内着床，继续生长，成为胚胎，逐渐长大成为胎儿。

这真是一个无比奇妙的生命诞生过程。

接触职业危害因素对男性而言，其主要后果是男性的精子数量减少，精子形态改变，精子的迁移受影响，精子的染色体出现异常，或男性性功能受到影响。这样，出现异常妊娠的概率就增加了。男性少精症或无精症的发病率近年来有明显上升的趋势，可能与现代人的生活方式和生存环境改变有明显的关系。

女性的职业环境通常影响妊娠结局，还可以影响腹中胎儿的发育。影响女性的职业危害因素主要是射线，一些重金属如铅，以及各种化学物质。这些危害因素会造成女性月经周期改变或月经紊乱、不孕、死胎、流产、早产胎儿出生时体重低、胎儿发育异常等。

无论是男性还是女性，这些危害因素都是通过皮肤接触、呼吸道吸入、食物摄入等途径危害身体的。大家要完全避免很难，但尽量避免接触，经常洗澡，注意饮食卫生等，都是重要的预防途径。

备孕条件 —— 饮食

食物的选择和搭配

碳水化合物（大米、面粉、小米、玉米、红薯、糖类）、优质蛋白质（肉类、鸡蛋、海鲜、奶制品）、脂肪（尤其是含有不饱和脂肪酸的优质脂肪）为人体提供营养和热量。以上举例的食物包含钙、铁、锌、维生素等微量营养素，同样营养丰富的还有其他蔬菜和水果。以上食物的合理搭配对精子的生存发育十分重要。因此，选择孕前食物对健康怀孕是十分有益的，虽然有人认为只要吃好吃饱就可以了，但在吃好吃饱的基础上，还是要细心选择搭配，满足备孕需求。

我们不提倡刻意排斥某些食物或者强调某种东西的重要性，选择食物的目的只有一个，就是获得均衡、必需的营养素和足够的热量，营造一个营养充足、健康和谐的体内环境以利于怀孕。如果有条件，可以在吃饱吃好的基础上，搭配更好的营养。

下面我们就来看看怎样为自己搭配出营养均衡的备孕餐。

蛋白质。蛋白质的选择可以有两个参照：一是双方的爱好，二是营养价值。海鱼及各种鱼类、虾类、鸡肉、鸭肉、鹅肉、兔肉、鸡蛋都是很好的蛋白质含量高的食物，牛肉、瘦猪肉也是不错的选择。在有些地方，可以选择泥鳅、河虾等。大豆是最好的植物蛋白，每100克大豆含36克蛋白质，加工后的豆制品同样富含植物蛋白，如豆腐、豆干、豆皮、豆浆等。蛋白质含量比较高的植物还有食用菌和坚果，如花生、杏仁、开心果、核桃、腰果等。牛奶中的蛋白质含量也很高，尤其是经过加工的针对孕前女性的配方奶粉，比较容易消化，也添加了一些必需的营养元素，保证了微量营养素的摄入。

我们每天摄入蛋白质干什么用呢？蛋白质一部分会被用于身体细胞、器官的更新（就像建筑材料），另一部分则产生热量，供每日基本代谢、活动（脑力和体力活动的消耗）的需要。而蛋白质产生的热量，应该占全天身体需要的总热量的15%~20%。作为身体的建筑材料，蛋白质是维持身体健康的非常重要的食物。

碳水化合物。碳水化合物是我们身体最主要的热量来源，我们每天的各种消耗所需要的热量主要来自碳水化合物。大米、麦片、面食和各种糖都是每天碳水化合物的主要来源。水果也含有较高的糖分。

我们每天进食的碳水化合物，主要用于日常生活所需的能量供应。其所提供的热量应该占全天所需总热量的60%~70%。50克大米煮出来的米饭大约产生200千卡热量（相当于800多焦耳）。一个成年人每天进食的主食可以是200~300克大米煮出来的米饭，这会产生800~1200千卡的热量。碳水化合物的量要根据每日的工作时间、运动量调节，如果摄入过多，身体就会将其转化为脂肪，储存在人体的脂肪组织中。

特别要注意的是，如果大量进食某些水果，其实糖的摄入量是很高的。可以多种水果搭配，每一样水果少一些。

 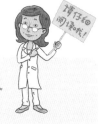

碳水化合物之水果中的糖分

含糖量在4%~7%的水果：西瓜、草莓、白兰瓜等；

含糖量在8%~10%的水果：梨、柠檬、樱桃、葡萄、桃子、菠萝、哈密瓜等；

含糖量在9%~13%的水果：苹果、杏、无花果、橙子、柚子、荔枝等；

含糖量在14%及以上的水果：柿子、桂圆、香蕉、杨梅、石榴等。

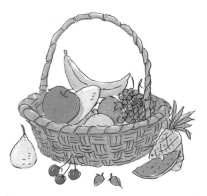

↳ 水果的营养：微量营养素和纤维素

脂肪。脂肪是人体又爱又恨的东西。爱，是因为油炸食物好吃，人体不能不摄入脂肪，脂肪是人体各种代谢所必需的能量来源，也是细胞组织的建筑材料；恨，是因为含有脂肪的食物热量高，容易摄入过量，导致体内甘油三酯、胆固醇增高，增加发生各种心脑血管疾病的风险，还容易导致肥胖，对身体健康不利。所以，脂肪的摄入很有讲究。

一般说来，白肉的脂肪含量较低。所谓白肉，广义上是指肌肉纤维细腻、脂肪含量较低、脂肪中不饱和脂肪酸含量较高的肉类，主要指禽类（鸡、鸭、鹅、火鸡等）、鱼、两栖动物、甲壳类动物（虾、蟹等）或双壳类动物（牡蛎、蛤蜊等）等的肉，其中以海鲜类脂肪含量最少。而红肉是指猪肉、牛肉、羊肉等。红肉中脂肪含量高，尤其是饱和脂肪酸的含量比较高，要吃，但不宜多吃。

有些食品中脂肪的含量也是比较高的。脂肪含量偏高的食品有锅贴、韭菜猪肉水饺、猪肉烧卖、炸薯条、汉堡包、比萨等；脂肪含量较高的食品有炸春卷、肉包、蛋黄酥、麦香鱼、苹果派、巧克力、叉烧肉等；脂肪含量极高的食品有油条、狮子头、炸鸡、酥肉等。

人体摄入的脂肪，一部分被用于组织器官代谢，其余则提供热量，一般脂肪提供的热量不要超过每日所需总热量的15%。没有被机体消耗掉的脂肪，会通过代谢转化储存在体内，久而久之，皮下脂肪增厚，体重就会增加。

食用多种食物才能增加营养，增强体质。有的人比较瘦弱，与饮食单一（偏食）有关。比如，有的人只喜欢吃米饭，

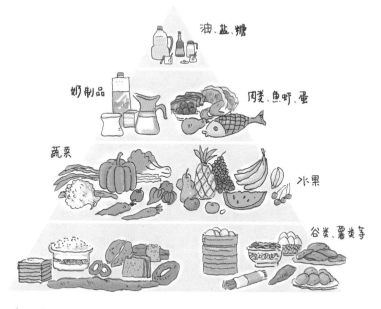

油、盐、糖
奶制品
肉类、鱼虾、蛋
蔬菜
水果
谷类、薯类等

成人食物金字塔

不爱吃面食和杂粮，有的人只爱吃蔬菜，不喜欢吃荤腥，有的
人甚至不爱吃水果。如果你也有偏食习惯，就需要努力改变！
至少做到不要太偏食，注意增加食物种类，鱼、肉、蛋、奶、
蔬菜、水果精心搭配，样样都吃，不喜欢的就少吃一点，保证
营养全面充足，还要保证每天摄入的食物含有足够的热量。

　　一般说来，一个从事轻体力劳动的男性年轻人，每天需要
2 200~2 600千卡的热量。如果是活动少、长时间坐办公室的男
性，每天摄入的热量应该控制在2 000千卡以内。女性一天所需
的总热量一般要控制在1 600千卡以内，如果是个子比较小的女
性，需控制在1 200千卡左右。是不是太少了些？没关系，如果

你想多吃，那就需要多做运动，但基础的运动消耗热量很少，快走8 000步，只消耗不到300千卡的热量。

热量与营养素的关系

很多人说，饮食是一个复杂的问题。吃饭时不知不觉中就吃进了过量的东西，热卡难以控制在合理的范围内。

的确是这样的，尤其在与朋友聚会或者各种各样的应酬时。

萌医生的经验是：想要控制自己食物中的热卡在合理的范围内，首先要有很强的健康意识，其次要饮食平衡，最后要有一定的食物热卡的概念。我们举例说明。

2 200千卡热量的食物组成：250克大米（半斤）、200克猪肉（四两）、1个鸡蛋、200克菜花或芥蓝、100克豆腐、100克菠菜或白菜、10克白糖、80克烹调油。这套食谱是一天的量，其所含蛋白质、脂肪和碳水化合物的比例也基本适当。如果将猪肉换成鱼肉，鱼肉可以是300克。可以加一个水果，如苹果。这个食物组成中，蔬菜还可以增加到总量500克（一斤）。

如果要将热量控制在2 000千卡以内，可以减少摄入50克大米或25克猪肉或10克烹调油。

食物搭配的原则：增加总量，就加强锻炼；增加某一种食物的量，就相应减少其他食物的量。均衡永远是真理。

萌医生科学孕育在家庭 怀孕卷

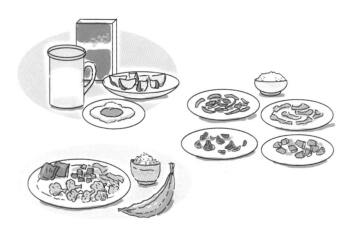

↳ 食物搭配合理，提供全面营养

　　备孕期间，要特别注意增加富含蛋白质、叶酸、锌、铁、钙的食物，如瘦肉、蛋、豆制品、动物肝脏、海产品、新鲜蔬菜、时令水果等。有的人身体偏瘦，往往食量较小，或不思饮食，多吃容易导致消化不良。这样的人平时可增加一些开胃和刺激食欲的饮食，如茶、水果等。在烹饪时，可以适当放些葱、姜、蒜、胡椒、辣椒、味精等调味品，以增进食欲，也可以在正餐之间增加一杯牛奶，或一份水果，或一些点心，还可以少量多餐，增加进餐的次数。

　　适当锻炼身体，增强体质是很有好处的。骑自行车、做操、慢跑、快走等都是很好的运动。运动可以提高内脏器官的功能，增进食欲，促进营养吸收，使体格逐渐健壮起来。锻炼无论是对保持精力充沛还是对备孕来说，都是非常好的长远投资。

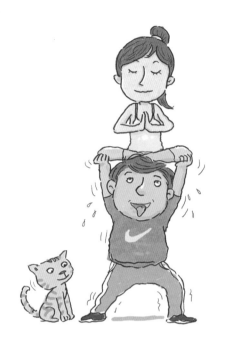

备孕妈妈
锻炼身体

维生素和矿物质的摄入

有人说："我只要每天都吃得很好，量也足够，就应该不需要补充维生素和矿物质了吧？"

是的。一般说来，只要做到平衡膳食，就不需要专门补充维生素和矿物质。现在有很多宣传补充微量营养素的广告夸大其词，不要被误导了。

有一样维生素是备孕妈妈必须补充的——叶酸。怀孕前三个月开始补充叶酸。其他的维生素和微量元素对备孕和怀孕也有好处。可以评估一下自己的营养状况，决定是否补充或补充哪几种。

萌医生给你以下建议供参考：

● 叶酸是一种水溶性的B族维生素。叶酸除了在生成红细胞的过程中必不可少，对细胞分裂及其生长也很重要。怀孕的妇女体内如果缺乏叶酸，胎儿出现神经管缺陷的危险性将明显加大。胎儿唇腭裂（就是常说的兔唇）以及先天性心脏病的发生都与叶酸的缺乏有关。如果在孕前和孕早期补充叶酸，胎儿神经管缺陷发生的危险性可以降低50%~70%。因此，怀孕前补充叶酸是很有必要的。我国在推行孕期和孕早期补充叶酸的项目后，神经管缺陷胎儿减少了一大半。

● 其实，叶酸存在于许多食物中，绿色蔬菜就是很好的来源。另外，核桃、花生等坚果中叶酸的含量也很丰富。水果中橙子的叶酸含量高，动物肝肾、蛋及豆类也含有较为丰富的叶酸。但是，高温烹饪会破坏叶酸的有效成分。可见，生吃蔬菜沙拉、生坚果等可以得到更多的叶酸。

● 孕前三个月开始补充叶酸已经成为一种共识。每天补充0.4~0.6毫克就够了。存在以下情况的备孕女性可以加大补充叶酸的量：曾经生产过神经管缺陷宝宝，患有癫痫而且正在服用抗癫痫药物，肥胖（指诊断为肥胖而不是一般的长得胖）。存在以上情况的备孕女性可加大补充量到每天4毫克，而且需在怀孕后满三个月停止补充叶酸。我们不主张加大剂量和延长补充时间。

● 有的备孕女性担心补充叶酸太多带来其他的问题。由于叶酸是一种水溶性维生素，身体利用后多余的部分可以通过肾脏排泄，一般不会产生其他问题。即便如此，我们还是强调剂量合理。

● 如果还没有开始补充叶酸就意外怀孕了，胎儿会不会出现神经管缺陷呢？不必太担心。如果你平时饮食比较均衡，也不挑食，进食尚可，居住地又不在北方，胎儿发生神经管缺陷的概率不高。北方由于饮食习惯，胎儿发生神经管缺陷的概率是南方的2倍以上。

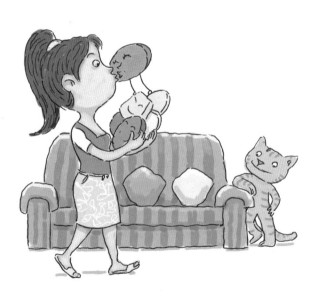

↳ 孕前三个月开始补充叶酸

维生素A。 一般说来，只要孕妇饮食平衡、不挑食，本身又没有慢性消化道疾病或其他慢性疾病，便不会缺乏维生素A。

因此，维生素A的补充应以食补为主。维生素A是促进生长发育和提高机体免疫力的一种脂溶性维生素，剂量过大不好，没有更不行。维生素A以两种形式存在：一种叫作视黄醇，主要存在于动物肝脏、乳汁、蛋黄以及一些强化食品中；另一种叫作胡萝卜素，又叫作维生素A原，以β-胡萝卜素最为重要，主要存在于蔬菜中，在人体内可以转化为维生素A。所以，只要能够摄入足够的视黄醇和β-胡萝卜素，就不会缺乏维生素A，而且烹调不会破坏这两种物质。

含有视黄醇的食物有动物肝脏、蛋黄、牛奶或奶粉，以及各种强化了维生素A的食物。

含有β-胡萝卜素的食物有胡萝卜、红薯、番茄、南瓜、柿子、木瓜等各种红黄果蔬。

孕妇每天维生素A的摄入标准：早期（孕12周以前），2640国际单位；孕中期以后，2970国际单位。

维生素A缺乏和过量都会造成胎儿畸形或流产。食补一般不会过量，但大量进食动物肝脏有可能摄入过量。过量的标准是每天维生素A的摄入量超过1万国际单位。如果你在按照医嘱吃多种维生素片，没有另外特别补充其他的维生素A片剂，而只是通过食物补充，就不会过量。因为进食的食物中含有的是β-胡萝卜素，机体可以将多余的排出去。所以，食补是最安全的。但如果是通过加服维生素A胶囊来补充，而没有遵医嘱，摄入量过多，机体的代谢又比较慢，因为维生素A是脂溶性的，代谢很缓慢，慢慢地就会蓄积在体内，过量就会产生"中毒"的症状。但只要你不擅作主张，听取医生的建议，就不会造成过量的问题。

维生素D。正常人每天补充400国际单位的维生素D即可满足需求，备孕期间可适当增加。维生素D是钙磷代谢必不可少的元素，来自人体（皮肤经紫外线照射产生）和食物。食物中维生素D的含量比较低，只有海鱼、动物肝脏、蛋黄等的含量稍微高一些。如果每天晒太阳达到15分钟以上，户外活动接触紫外线，人的皮肤就可以产生足够的内源性维生素D。多种维生素片剂中也含有维生素D。所以，萌医生建议备孕期多去户外活动，适当晒太阳，均衡饮食，保证获得充足的维生素D。如果你户外活动的时间少，饮食难以满足身体维生素D的需求，就需要额外补充。国家制定的维生素D的摄入高限是每日2 000国际单位。

重要的矿物质——钙。我们都知道钙是胎儿长骨骼、长牙齿最重要的原材料。十月怀胎期间，胎儿的骨骼犹如建房子时的钢筋结构。出生时，胎儿平均身长已经达到50厘米，乳牙也已经形成，只是包在牙龈中，还没有萌发出来，我们看不到。可见，钙是胎儿宫内生长非常重要的"建筑材料"。

怀孕后才需要补充额外的钙，备孕时只需要保证自身的需要即可。怀孕后，每天需要摄入2 000毫克钙，即2克钙。平常人只需摄入800毫克左右的钙就能满足代谢的需要。按照280天的孕期计算，怀孕的女性需要摄入560克钙元素，其中三分之二是为了满足胎儿生长的需要。从备孕时就开始摄入足够的钙元素，对孕期胎儿的生长发育非常有利，也会大大降低孕妇和哺乳期妈妈发生骨质疏松的风险。

牛奶及奶制品的含钙量最丰富。萌医生建议大家每天至少喝250毫升牛奶，孕期每天至少500毫升。每250毫升牛奶可以提供大约300毫克钙。另外，虾皮、虾米、海带、紫菜等海产品，黄豆及其制品，芝麻酱，黑木耳等钙含量也比较高。主食中也含有钙。准妈妈备孕奶粉中的钙含量比一般的奶粉要高。如果你的日常饮食已经能够满足每日800～1 000毫克钙的摄入，就不需要额外补充。但如果不够，就要调整食物构成，或额外补充。

微量元素——铁。铁也是必须要补充的重要元素。铁的主要作用是什么？铁是制造红细胞中血红素的原料，也是细胞代谢必不可少的元素。人体内缺乏铁元素时，机体会发生奇妙的"代偿反应"：为节约原材料，把红细胞造得更小些，里面的血红素少装一些，故血液中出现体积小、色素低的红细胞，医学上叫作"小细胞低色素性贫血"。有些备孕妇女并没有出现贫血，但仍然有缺铁的可能，可以通过血常规或者检测铁蛋白来诊断。

为什么要在备孕期间纠正准妈妈的铁缺乏？因为怀孕后需要较多的铁元素供给胎儿生长发育的需要。因此，备孕时可以开始补一些铁元素在体内供怀孕时机体造血用。

萌医生建议备孕期间即开始增加铁的摄入量，多摄入含铁量比较高的食物。怀孕后，摄入量可为平时的2倍，孕早期每日

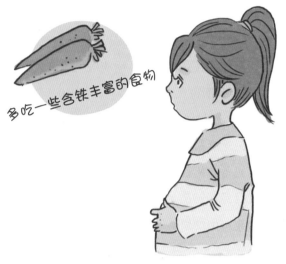

多吃一些含铁丰富的食物

↳ 预防铁缺乏

15毫克，孕中期25毫克，孕晚期35毫克。这样，可以保证准妈妈自身不发生贫血，同时也就保证了胎儿出生前三个月储存铁的需要，也就是保证了宝宝出生后4个月内生长发育的需要（宝宝出生后2个月会发生生理性贫血，请见本套书之婴儿卷）。如果准妈妈严重贫血，可引起胎儿早产、缺氧和贫血，出现宫内生长发育迟缓，神经系统的发育也会受到影响，出生后发生感染的风险也明显增加。

缺铁带来的问题不容忽视。那么，哪些食物的含铁量比较高呢？

动物肝脏、动物血的含铁量最为丰富，肉类、鱼类、蛋黄、菠菜、胡萝卜、黑木耳、芝麻酱、土豆、海带等，亦是日常可以食补铁的佳选。

另外，维生素C可以帮助铁的吸收，故可多吃含有维生素C的食物，如多喝果汁可促进铁吸收；动物性的铁与含铁多的蔬菜同时进食，可促进蔬菜中铁的吸收；含碱性的饮料如茶、咖啡会与铁在肠道内形成难以溶解的盐，从而抑制铁的吸收，而维生素C可以解除这种抑制作用。

微量元素——碘。大家都非常熟悉碘，因为在日常生活中，我们总是会用到碘盐。碘盐是各个国家预防碘缺乏采取的最简便的措施。

碘是机体不可或缺的重要微量元素，它的主要用途就是作为合成甲状腺素的原料，而甲状腺素是人体重要的有利于神经系统发育的激素——调节细胞内蛋白质合成，促进大脑发育。成人缺碘最典型的后果就是患"大脖子病"，甲状腺因为碘缺乏而拼命长大，企图将更多的碘摄入细胞内以维持生存，最后让人长成了大脖子。

如果是胎儿或者婴儿缺碘的话，会由于甲状腺素分泌减少，神经系统发育延迟导致大脑发育受损，表现为智力低下。因而甲状腺素其实可以叫作"智力素"。

孕妇如果缺碘的话，通常容易出现胎儿早产、死胎、畸形等问题。如果母体缺碘，胎儿也就缺碘，母体与胎儿"争抢"碘元素，导致胎儿合成的甲状腺素不足，影响大脑发育。即使孩子出生后补充碘，也无济于事，脑损伤已不可逆转。所以，要保证孕期碘的摄入。

孕期每天碘的摄入量不低于200毫克就可以保证供给胎儿

充足的碘。海带、紫菜等是含碘较丰富的海产品，但在晾晒和烹调的过程中，碘流失严重，等到食用的时候，碘就所剩无几了。只要坚持在烹饪时使用碘盐，就可以保证每天碘元素的摄入量。

·患病女性的备孕·

现代医学日新月异，这使得多学科合作成为可能，很多以前难以解决的医学问题都在发展中得以解决。我国的三级医院内科、外科、妇产科和儿科的合作已经成为常态。妇产科专科医院的人员配置和设施，加上科学技术的发展，为患病女性的妊娠提供了保障，以前因为有疾病不能怀孕的女性也可以实现怀孕、生育的梦想了。

知晓关于患病时怀孕的一些常识，做好相应的准备，可以极大地降低怀孕的风险，也可以极大地降低胎儿发育不良的风险。

事先就知道自己患有疾病的女性，结婚前最好再做一次全面检查，以免婚后突然有孕，在孕检中才发现影响自身健康和胎儿生长的问题。下面列举几种女性常见的疾病，以及在此疾病状态下妊娠的注意事项，帮助备孕的夫妻做好准备。同时，有病的准妈妈也要及时向专科医师咨询，获得最新、最有效的信息和处理方法。

糖尿病

这里先讨论患有糖尿病的女性备孕的问题，而怀孕后才发生的糖尿病属于妊娠糖尿病，在本册的第二部分——怀孕期进行讨论。

糖尿病是很常见的疾病，我国18岁以上人群的患病率已经高达11.6%。糖尿病分为1型糖尿病和2型糖尿病。1型糖尿病是胰腺细胞分泌胰岛素功能弱或分泌胰岛素减少所致，多见于儿童；2型糖尿病的病因比较复杂，以成年人为主，但2型糖尿病的儿童患者也在增加。全世界各个国家的糖尿病患者中以2型糖尿病患者为主。1型糖尿病和2型糖尿病的治疗关键都是控制好血糖水平。患有糖尿病的女性将血糖控制在正常范围内后，就可以怀孕了。

血糖指血液中所含的葡萄糖，这是供应器官系统运转的基本物质。胰岛素是一种由胰腺中的胰岛细胞分泌的激素，能促进脂肪和蛋白质的合成，调节体内血糖的含量。如果胰岛素分泌不足，血液中的葡萄糖就无法被细胞利用而滞留在血液中，血液中的血糖浓度就会增高，达到一定的程度就是糖尿病。血糖浓度增高后对很多敏感器官都可能造成伤害。

患糖尿病的女性如果想孕育一个正常的婴儿，需要努力做到以下几个方面。

首先，怀孕前后每天三次准确测定血糖，保证血糖控制在正常范围内。其次，怀孕后血糖容易升高，要均衡膳食，不但要控制好总热量，也要保证营养充足。再次，如果医生要求，要按时注射胰岛素，监测小便中的葡萄糖（尿糖）浓度，做好每日的血糖监测和体重监测。最后，定期监测血压，监测眼底变化，并在孕检期间按照医嘱在孕18周以后超声监测胎儿的发育情况。

此外，还应注意的是，糖尿病女性容易羊水过多。如果血糖控制不好，胎儿就会适应母体高血糖的体内环境，从而分泌过多的胰岛素平衡血糖，使胎儿自身血糖浓度降低。这一方面加速了生长，使胎儿长成巨大儿，引起难产；另一方面，胎儿出生后容易出现代谢紊乱，长大成人后发生代谢综合征的风险大大增加。如果出现羊水过多或巨大儿，要在产科医生的指导下提早入院，在胎儿能够存活的前提下，提前进行剖宫产手术，让胎儿早些娩出，脱离高血糖环境。如果因为各种原因母亲发生低血糖，胎儿也有可能在出生后发生低血糖。

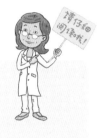

宫内生长发育与代谢综合征

代谢综合征是指以超重或肥胖、糖尿病、高血压、高血脂、心脑血管疾病等为主要表现的一组临床综合征，大多在成人期出现。但目前发现，许多宫内生长发育受到影响的胎儿，在青少年时期就可能发生儿童代谢综合征，影响其一生的生活质量。

研究认为，子宫内的环境可以影响胎儿发育时遗传基因的编程，从而决定了出生后发生代谢综合征的概率。宫内不良因素主要指营养不良、缺氧、营养过剩、有害物质的进入等。早产儿、低出生体重儿、巨大儿等在出生后患代谢综合征的概率都较高。

高血压

高血压是大家比较熟悉也比较常见的疾病，有明显的家族聚集性，我们常常听说一家人都有高血压。这是因为高血压是一种多因素导致的多基因遗传性疾病。通常高血压是指收缩压在140毫米汞柱（约18.7千帕）以上，舒张压在90毫米汞柱（约12千帕）以上的血压。但目前认为，舒张压持续在80毫米汞柱以上就已经处于高血压前期，这样的人患高血压的可能性比较大。

患高血压的女性是可以怀孕的，但如果能将血压控制在正常范围内再怀孕，妈妈和宝宝的安全性就比较高。目前控制高血压的药物比较多，要告知医生你准备怀孕的计划，在医生的指导下选择药物和按时服药，减少怀孕后药物对胎儿的影响。

患有高血压的女性在备孕期要尽量通过饮食和休息控制血压。少吃热量高的食物，尤其要控制盐的摄入，同时保持平静的心情和安静休息的状态，这样血压就可以得到明显改善。如果这些措施不奏效，再考虑吃药。如果一直在吃药，可在医生的指导下使用对胎儿影响最小的降压药。

尿路感染

新婚时期容易发生尿路感染，如此时已经怀孕，治疗主要考虑用药对胎儿的影响。可见，新婚夫妻一定要注意性生活的卫生，尽量避免尿路感染。也有女性在妊娠期发生尿路感染。

如果怀孕后发生尿路感染，也不要害怕，积极治疗。在治疗选择上，如果症状并不严重，可以暂不治疗，大量饮水，监测尿液变化，定期做尿培养，等到孕中期后再治疗。如果症状明显，在选择抗生素时，请在医生的指导下选择对胎儿发育没有影响或影响比较小的药物。

心脏疾病

随着社会的进步，以前常见的因感染所致的风湿性心脏瓣膜病已经很少见了，在城市已经基本消失。先天性心脏病是成年期心脏病的主要类型。大多数先天性心脏病患儿都可以在儿童时期得到治疗而痊愈。

如果是曾经患有先天性心脏病的女性，又还没有做手术，在决定怀孕前，应该到为自己长期治疗的心脏科医生那里去复诊，得到医生同意后方可怀孕。如果可以，先做心脏手术后再怀孕；或对已有的心脏疾病做出相应的处理，保证妊娠期的安全。如果心脏功能不健全，怀孕后容易引发流产或早产，对孕妇和未来的宝宝都不好，早产的宝宝也会成为高危儿。怀孕期间，由于子宫增大，血流量增加，心脏负荷也加重，患者要去看心脏科医生，以预测心脏能否承受妊娠和分娩，得到正确指导和建议。

有其他心脏疾病的女性是否可以生育与疾病的严重程度有关，要听取医生的意见。如果医生认为可以生育，最好早些生育，越年轻，耐受力越好，对母子越好。

患心脏疾病的女性怀孕后，要尽量将孕期的增重控制在一定范围内，可在产科医生的指导下监测孕期体重，出现任何不好的情况都要及时去医院。生产前要提早住院，保证母子安全。

肥胖症

由于生活方式的改变，超重或肥胖的女性越来越多了，肥胖在许多地区已经成为一个社会问题。超重或肥胖的女性怀孕后，最常面临两个问题：一是如何保证腹中胎儿获得足够的营养并健康发育，二是生产时分娩和手术难度都比一般女性要大得多。

但首先需要知道的基本常识是，超重或肥胖的女性怀孕要困难一些。准备怀孕的女性如果能够在进入正式备孕期以前将体重减下来一些，对成功怀孕是有好处的。除了适当控制食物的摄入量，锻炼是最重要的。

所以，超重或肥胖的女性一旦怀孕，就要高度重视自己的身体状况，保证胎儿的正常发育，避免流产。由于肥胖，食物在体内的代谢模式有所变化，与正常体重的女性有所不同。部分超重或肥胖的女性高血脂、高胆固醇、脂肪的大量堆积使组织器官的血流供应容易出现问题，甚至出现"脂肪器官"，如脂肪肝。还有部分超重或肥胖的女性怀孕后还可能出现胎儿发育不好的问题，主要是肥胖后机体代谢模式发生改变造成的（这就是备孕期的女性如果能够减轻部分体重，对自己和未来的宝宝都是比较好的重要原因）。

一方面，孕妇的饮食结构要调整，多一些蛋白质，少一些高脂肪的油腻食品，碳水化合物适量，不要太多；另一方面，要适当加强锻炼，如每天多次适量散步，做孕妇操，但不提倡做剧烈运动。生产前，要根据胎儿和自身的情况，决定自然分娩还是剖宫产，提前做好准备，降低分娩带来的风险。

哮喘

患有哮喘的女性是可以怀孕的。

首先，备孕期尽量不要发生哮喘，尤其避免持续哮喘。怀孕后，由于体内环境的改变，有部分怀孕女性的哮喘发作甚至可以减轻或停止。需要注意的是，患哮喘的女性一旦怀孕，哮喘发作时最好不要口服平喘药，尽量用局部雾化吸入疗法，以减轻药物对胎儿的影响。最好不要口服或者肌内注射肾上腺皮质激素。

怀孕后的女性要以胎儿的健康发育为重，尽量避开诱发哮喘的因素，如吸烟环境、煤烟环境、花粉环境、寒冷环境、空气发闷的环境以及可能诱发自己发生哮喘的特定环境等，还要避免劳累诱发哮喘。尤其要强调，尽量不要出现因有害因素刺激发生哮喘持续状态，这种连续的缺氧对宝宝的生长发育有影响。如果哮喘发作频繁，要在内科医生的指导下调整喷雾剂的种类或剂量。生产前和分娩时，要同时做好哮喘发作治疗的准备。

一般说来，只要哮喘不是持续状态，就不会对胎儿造成太大影响。

患有癫痫的女性也是可以怀孕的。

备孕期间，能够完全控制癫痫的发作是最理想的。

备孕期和怀孕后要重视两个问题：第一，抗癫痫药物的选择和使用；第二，如果发作频率增加怎么调整药物。

患者在怀孕期间，原来口服的抗癫痫药物的剂量不变，由于循环血液的总量是增加的，故导致血药浓度下降。因此，应该经常监测血药浓度，至少每个月一次。如果癫痫发作频率增加与血液中药物浓度下降有关，就应该在医生的指导下适当增加剂量。分娩后，再重新调整药物和剂量。怀孕使癫痫恶化的比例大约为4∶1，即四分之一，这个比例比较大，要引起重视。

患有癫痫的女性一般都会担心自己用药是否会造成腹中胎儿畸形。很遗憾的是，由于抗癫痫药物种类很多，目前的统计数据很难说清楚到底哪一种抗癫痫药物更容易引起胎儿畸形。事实上，患有癫痫的女性分娩畸形儿的原因太多，很难说得清楚，可能与抗癫痫药物有关，也可能与发生癫痫的遗传基因相关。目前的研究发现，患有癫痫的女性分娩畸形儿的总体比例高于正常女性，大约在13%，也有研究发现较正常母亲高出2~3倍。两个数据基本吻合，因为正常母亲分娩畸形儿的概率在4%~6%（我国出生缺陷发生的现况，含所有畸形儿）。

总之，妊娠期间不应该停用抗癫痫药物，以免引发准妈妈的癫痫持续状态，造成胎儿宫内缺氧。

患癫痫的孕妇分娩后，如果母乳喂养，婴儿会有嗜睡现象，要警惕抗癫痫药物通过母乳到达婴儿体内。哺乳期可减少母亲用药的剂量，或咨询专科医生是否可以换成丙戊酸钠片，目前认为此药不会进入母乳中。当然，如果妈妈减少药量困难，婴儿嗜睡症状明显，可以停止母乳喂养，在儿童保健医生的指导下换成婴儿配方奶粉。抗癫痫药物的调整也要在医生的指导下进行。

甲状腺功能亢进

患有甲状腺功能亢进（简称甲亢）的女性是可以怀孕的。备孕期间，通过治疗控制症状，测定甲状腺素水平和药物浓度。怀孕后，只要正确用药就不会对胎儿造成影响，从而实现顺利分娩。

患有甲亢的准妈妈体内有一种抗体，叫作甲状腺抗体。这种抗体会进入胎儿体内，在妊娠早期不会对胎儿造成影响，因为胎儿的甲状腺尚未发育形成。在妊娠中期以后，部分胎儿受到抗体的影响，可能有甲亢，但如果母亲用药适当，对胎儿也有一定的作用。分娩后数日，这部分发生了甲亢的婴儿可能出现烦躁、喜哭、食欲强烈、心跳加快等症状，这是甲亢的表现，可以用药控制，一般在一周之后，便不必继续用药，因为母亲输送给婴儿的抗体会逐渐消失。母乳喂养时，母亲所服用的药物可以在母乳中检测到，但常用剂量对婴儿没有影响，可放心母乳喂养。

甲状腺功能减退

患有甲状腺功能减退（简称甲减）的女性可以怀孕。患甲减时需服用甲状腺素片，调整好服用的剂量后，对胎儿不会造成影响。

苯丙酮尿症

苯丙酮尿症（PKU）属常染色体隐性遗传性疾病，也是一种最常见的氨基酸代谢病。由于苯丙氨酸（Phe）代谢途径中有酶的缺陷，使苯丙氨酸不能转变为酪氨酸，导致苯丙氨酸及酮酸蓄积，并从尿中大量排出。

苯丙酮尿症是引起宝宝发生智力障碍较为常见的原因之一，是我国新生儿遗传代谢病筛查的四个项目之一。如果准妈妈在儿童时期诊断为苯丙酮尿症，医生通常会用药，并同时给出调整饮食的方式。

患有该种疾病的女性准备怀孕时，需要特别注意一些问题。一般说来，大多数备孕女性已经停止特殊饮食疗法多年，之前为保证神经系统的发育，可能坚持特殊饮食的时间超过10年。一旦停止特殊饮食，这种患者体内的苯丙氨酸水平就会变得比较高。因此，当患病女性决定要怀孕时，至少要提前半年开始重新进食低苯丙氨酸的餐食。因为体内的苯丙氨酸水平一旦超过正常范围，怀孕时就有可能损伤胎儿的神经系统和心脏系统，造成不可逆的损害。这种损害已经在没有重新控制苯丙氨酸水平而怀孕的女性中得到证实。基于此，对于患有苯丙酮尿症的女性有三点建议：

（1）决定怀孕后，一定要在医生的指导下在整个备孕期和孕期将苯丙氨酸水平控制在正常范围内。

（2）分娩后的宝宝不喂哺母乳，因为母乳中含有较高的苯丙氨酸。要在儿童保健医生的指导下选择相应的配方奶粉喂养。

（3）要及时对宝宝进行新生儿遗传代谢病筛查。我国新生儿遗传代谢病筛查包括先天性甲状腺功能低下（先天性甲低）、苯丙酮尿症、肾上腺皮质增生症以及G6PD酶缺乏症。

抑郁症

抑郁症属于精神类疾病的一种。抑郁症患者或有抑郁症病史的女性，结婚后一旦决定怀孕，要事先告诉自己的精神科医生，这一点十分重要。在精神科医生的指导下调节好情绪，决定怀孕时间，并调整用药，在孕期定期随访，可减轻对胎儿的不良影响。分娩后，大部分抑郁症患者症状会有所加重，应密切观察，继续用药治疗，并随时调整用药的种类和剂量。

乙型肝炎

乙型肝炎曾经是我国最常见的传染性疾病。但经过30多年的群体预防接种，患病率已经大大下降了。乙型肝炎对怀孕的影响，要区分以下不同的情况：

一部分女性只是乙型肝炎表面抗原阳性（检验报告上显示为HBsAg阳性），其他几个与乙型肝炎相关的指标都是阴性，肝功能也正常。这种情况对怀孕基本没有影响，可放心怀孕。

还有一部分女性，除了乙型肝炎表面抗原阳性以外，表面抗体也是阳性（HBsAb阳性），但肝功能依然正常。这部分女性也是可以怀孕的，对宝宝基本没有影响。

还有一些女性，感染乙型肝炎病毒后，不但表面抗原和抗体都是阳性，而且核心抗原和抗体也是阳性。这种情况说明还处于感染活跃阶段，机体还没有将乙型肝炎病毒完全消除。但如果要等到核心抗原和抗体转阴以后再怀孕，时间可能会很长。在这种情况下，肝功能是否正常就决定了是否可以怀孕。如果肝功能正常，怀孕后密切观察，尤其是观察肝功能的变化，一旦发现肝功能指标出现异常，立即休息，并在医生的指导下控制病情的进展；分娩时，做好各种准备降低分娩风险；分娩后，新生宝宝需要立即注射乙型肝炎抗体血清。一般说来，对新生儿的影响也不大。

如果核心抗原和抗体都是阳性，又有肝功能异常，建议肝功能恢复正常后再怀孕。

其他可能影响胎儿的感染性疾病

感染源无处不在，人类的生活环境中充满了各种微生物。对于有害微生物，人类在与它们长期相处的过程中，已经能通过自身的免疫功能进行筛查、识别、抵抗，用各种巧妙的"战术"将它们消灭。人类生存繁衍得益于长期进化建立的免疫系统——这个系统犹如我们的军队，保护着我们。

在众多的有害微生物中，对人类的传宗接代最有威胁的微生物（含病毒）包括风疹病毒、水痘病毒、巨细胞病毒以及弓形虫。人感染这些微生物的概率是比较高的，但不同的人群有所差别。感染后怀孕不一定就一定有风险。我们的机体感染这些微生物后会产生抗体，这些抗体就是我们的身体培养出来的"特工"。如果是在怀孕以前做检查，发现对抗这些微生物的抗体已经存在（阳性），就说明"特工队伍"已经建立，机体具有了抵抗力，一般不会再次感染。可见，怀孕前做检查很重要，可以做到心中有数，健康怀孕。如果怀孕前没有做检查，那么孕期检查就很重要了，这是最后的发现"敌情"的机会。

如果在怀孕前查出以上抗体是阴性，则需要注意以下几种情况：

怀孕前查出抗体为阴性，可以注射疫苗。风疹病毒疫苗和水痘病毒疫苗都可以接种，接种后2个月之内必须采取避孕措施，避免受孕。巨细胞病毒的疫苗目前还没有。当弓形虫抗体为阴性时，一旦决定怀孕，就要避免接触猫，尤其是刚出生的小猫。一定不要在备孕期甚至怀孕后感染弓形虫，这样对胎儿的危害会非常大。

有些女性怀孕前没有做检查，怀孕后第一次产检就发现抗体阳性（一般第一次产检在孕5~7周），十分紧张，不知该如何是好。这个时候，的确很难判定感染时间。因此，可将这种不确定大致分为几种情况：如果是怀孕前感染风疹病毒，对胎儿不会有任何影响，如果是怀孕后感染，就已经对胎儿产生了影响；弓形虫和水痘病毒也是如此。怀孕后出现抗体阳性的准妈妈，必须在两周内再做第二次检查，如果抗体效价呈4倍以上增高，可以确定为新近感染，建议做人工流产。因为以上几种感染造成胎儿畸形的概率比较高。

可见，怀孕前做好充分的准备是十分重要的，可以避免怀孕后发生因果不清的情况，给决策和处理造成困难。

不孕不育

随着现代社会的发展，环境的变化，工作方式的改变，不孕不育的发生率持续增高。在我国，不孕不育家庭已经占到12%左右。

有的夫妻虽已尽力而为，但仍然不能受孕。婚后1年，在没有避孕的情况下未能受孕，应该去看医生，找出原因，得到正确的指导；婚后2年未能受孕，在医学上就称作不孕症，更应该去医院看医生。在出现以上情况后，夫妻俩不能着急，要认真分析原因，首先排除可以纠正的因素。

性生活质量。一般说来，和谐顺利的性生活会使夫妻双方感受到快乐和满足。如果出现不顺利的情况，要做进一步的原因分析，如精神因素造成的男方性功能障碍或性无能。此种情况如果不甚严重，女方温柔体贴，宽容配合，可以得到改善。但如果情况严重，就需要进一步治疗，同时得到女方的体贴配合，这样应该都是可以改善或治愈的。

男女双方的性器官功能。不孕不仅仅是女方的原因，男方的原因也占很大一部分。女方常见的不孕原因有输卵管欠通畅或堵塞（各种原因）、子宫内膜炎症、卵子成熟度不够、排卵异常或不排卵、子宫颈黏液阻碍精子通过等。也有部分妇女激素分泌异常导致功能紊乱。男性不育的原因多与精子功能不良、精子数目过少或无精症有关。少精症患者可以通过治疗增加精子的数量。如果精子过少，甚至无精，可以进行人工授精。男女双方要避免各种性器官感染。如果有感染，要积极进行治疗。

精神因素对怀孕的影响也要引起高度重视。现代社会由于工作压力日渐增大，男性受到影响发生性功能问题的比例也逐渐增高。改善这种状况最简单而且最有效的方法就是女方对男方的理解、宽容和持续的爱。很多男性经过一段时间的调整，可以自我释放并缓解压力，恢复正常的性生活。

要特别注意的是，想要孩子的愿望越强烈，越容易导致精神负担过重，反而使怀孕受影响。因此，夫妻双方都要认识到，怀孕是一件自然的事情，只要有规律地生活，心情愉快，怀孕并不难。放松身体和心情，享受你们有爱的生活。但如果因精神负担过重，长时间没有怀孕，说明确实出现了问题。此时，双方不要互相埋怨，也不要太早对外声张，需要积极调整心态，分析原因。如不要太早对父母说，以免让他们过于担心，不仅帮不上忙，有的父母还可能给你们平添很多压力，甚至引起家庭的不和谐；也不需要太早对好朋友说，他们也许可以帮上忙，但还是尽量自己解决为好；如果真的有问题，也可以先咨询医生，按照医生的建议调整生活规律或者做合理的和必要的检查。但不要过早做大量检查，以免对身体造成不必要的伤害和加重经济负担，影响备孕。

如果看了医生，做了检查，仍然找不到不孕的原因，夫妻双方可以放下包袱，一起向前走，享受你们的二人世界。有些夫妻放下心理包袱后，反而轻松怀孕。

必要时，再进入人工受孕程序。

人工受孕是一项已经非常成熟的技术，又叫作人类辅助生殖技术。顾名思义，它指用先进的医学技术，以体外辅助的方法帮助受精，并将受精的胚胎植入子宫内。所以，怀孕困难的夫妻在所有的因素均一一排除后，仍不能怀孕的，可以考虑咨询人工受孕的相关问题，之后再做出下一步的决定。

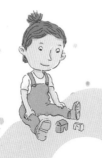

02

开启孕育生命的征程

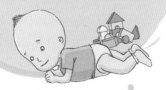

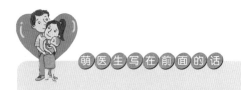

给年轻的准妈妈、准爸爸

我们一起来想象。怀孕犹如一首诗，一篇浪漫而生动的散文，一幅可以给人无限想象的图画。

是的，孕育了一个季节，又一个季节，想象如插上了翅膀的小鸟，又如天空中行走的彩云，美轮美奂。宝贝，这一天，你真的轻轻地来了，大地的肚皮悄悄隆起，捎来了生命的信息。

怀孕的过程如作画：干净的画纸或者画布，各种式样彩色的乳液，各种大小不同、形式各异的画笔，尤其是天生的创作激情和愿望，冥冥中对这幅画产生的构思、期待与想象。是的，你的想象力，你的期待，你的创作灵感，是成就这幅画的关键。

意念、设计、想象、虚构、下笔、舞动、着墨、惊喜……作画的元素，自由添加，不同的画家，在选择组成元素上不同，走笔形态和轻重不同，形式各异，作出的画的风格自然大不一样。然而，画虽有别，却可情有独钟。

一是心怀美好。心里洋溢着的美好，会通过敏感的神经传递到你握笔的手，在你的画笔下呈现隐喻在画中的美

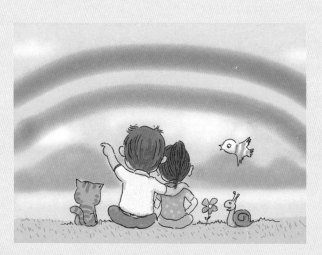

怀孕如作画

妙，画面的每一个角落都向世界输送着愉悦。这种愉悦来自心灵的深处，来自身体的运动，来自器官系统的每一个细胞。身体产生的快乐激素，激发腹中的宝贝释放出愉悦因子，吸吮着快乐的营养，滋养着健康的基因。

二是用墨得道。赤橙黄绿青蓝紫，再由此调配出更多的颜色，色彩斑斓。不同的色彩出现在画面中适当之处，相得益彰，浑然一体。这种整体画面感，又如腹中的胎儿得到足够而均衡的营养素，生长发育与胎龄相适应，四肢健全，身材匀称，神经发育完整，大脑发达——奠定了未来健康、智慧的基础。

三是**避免污染**。美丽而浑然一体的画面，不能被玷污。画纸或画布周围要干净，调色盘要小心放好，画笔要分类排放，色彩不可混淆，但可调制出梦想。这就犹如孕妇要远离有害物质，不接触射线，不吸烟也不被动吸烟，环境洁净，吃得健康，与酒无缘。

四是**及时自查**。一幅画，在绘画过程中难免有失误，造成整体画面的偏差。这种失误要尽力避免，经常检查便可发现，予以纠正，尽显完美。这就犹如腹中的宝贝，不许出现异常，出现了异常就要早期发现，及时纠正，及时处理，不留遗憾。

五是**注重节奏**。油画需要先勾画出轮廓，再按部就班上色，或轻或重，尽在画家的掌握中。而国画则完全按照画家的思维，或先局部再全局，或大笔开刀再细节，一切掌握在绘画人的意志中。怀孕有早、中、晚期，关注的重点完全不同，节奏感影响全局，故要有医者指导，循序跟进。

足矣。一幅杰出的独一无二的作品，即将在你们的手中诞生。让我们一起期待吧！

经过积极备孕后，顺利怀孕，准妈妈进入妊娠期了。

妊娠期一共是40周，准确地说是37周到42周之间，大约280天，九个月。但民间以每个月四周计算，故称"十月怀胎"。

这十个月是胚胎发育和胎儿发育的时期，各个器官系统在这一时期得以发育成形并随着胎儿的发育不断长大完善。因此，可以说妊娠期是生育一个健康宝宝最关键的时期。在分娩前，准妈妈和准爸爸需要逐步调整好心态和生活节奏，做好分娩前的各种准备工作，了解一些哺育孩子的基本知识，等待孩子的出生。幸福的时刻即将到来：你们很快就要做爸爸妈妈了。

从萌医生的角度看，顺利怀孕，胎儿在宫内正常生长发育，是宝宝出生后健康的基础。未来的爸爸和妈妈有责任在孕期关注胎儿的健康，围绕胎儿的健康处理好生活中遇到的各种问题。

读完本部分，我们需要清楚回答以下问题：

● 妊娠期最需要重视的问题是什么？

● 怎样保证怀孕母亲的营养？怎样保证腹中的小生命的健康发育？

● 怎样避免用药或其他有害因素影响胎儿？

● 发现胎儿生长缓慢怎么办？

● 怀孕后需要锻炼吗？怎样劳逸结合？

● 孕期怎样给予胎儿适当的良性刺激，促进胎儿身体和神经系统的发育？

● 准妈妈如何安排孕期的日常生活？

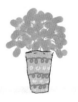

·怀孕第1~13周（孕早期）·
——孕期最重要的阶段

准爸爸准妈妈注意啦！这个时期是预防胚胎异常的关键时期。遗传和环境因素共同决定宝宝在宫内的生长发育。因此，萌医生将立足未来宝宝的健康，从儿科医生的角度（而不是从产科医生的角度），给准爸妈提供有价值、可操作性强的指导性建议。

你的身体正一点点变化

胚胎的植入与胎儿的形成

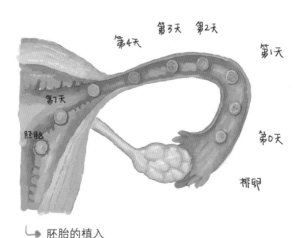

第4天　第3天　第2天　第1天

第7天

胚胎

第0天

排卵

↳ 胚胎的植入

受孕后第一个月：爸爸的精子与妈妈的卵子结合在一起，形成受精卵。受精卵不断地分裂、增殖，逐步发育为一个胚泡，胚泡的形成预示新生命的开始。胚泡被输卵管伞部"吞入"，再从输卵管逐步移入子宫内，最后植入子宫内膜。定植后的胚泡就在子宫内"安家"。受精3天后，这一团含有16个细胞的桑葚胚就到达子宫了。之后的3天，细胞数目持续增加，桑葚胚中间出现一个空腔，变为囊胚。第7天的时候，囊胚就已经附着在子宫内膜上了。胎盘开始逐渐生成，胎盘是连接胎儿与母体的通道。安家后的胚泡开始通过子宫内膜上的血管与母体进行物质交换，从母体得到营养。胚胎植入子宫后，子宫内膜开始增厚，不剥脱，准妈妈的月经就停止了。

受孕后第二个月：细胞继续不断分裂，胚泡不断发育，逐渐长成胚胎的模样。胚胎主要器官皆在怀孕第4周至第8周开始形成。胚胎一开始呈圆柱状，然后逐渐向腹面弯曲。将要形成头部的胚胎那端很大，故而弯曲的胚胎形状就像一只小海马，有"尾巴"。胚胎继续发育，脸部的轮廓渐渐显现，然后才慢慢地显出面部眼、耳、鼻、口的轮廓，上肢和下肢的"芽"也出现了。到了第8周，子宫内膜组织与胚胎外面的细胞结合在一起，成为布满血管的海绵状结构，这就是胎盘。胎盘分泌激素，也有运输功能和废物排泄功能。此时，到了第8周末，器官已大部分形成，从胚胎期进入胎儿期。

受孕后第三个月：胎儿的头更大，像一个大头娃娃，头的大小占到胚胎全长的一半。"尾巴"开始慢慢消失。脸部已经能够看出人样，在颜面外侧的眼睛逐步转向腹面，并向正中靠拢。

开启孕育生命的征程

此时上下眼睑是融合的，眼睛呈闭合状。细小的骨骼开始骨化。外生殖器也开始分化，但此时刚刚进入第三个月，尚不能分辨性别。手臂和腿已经开始活动了，整个身体的原始模样形成，但还不完善，已经可以造血了。超声检查可以检测到胎儿的心跳。重要器官肝脏和肾脏开始工作。准妈妈也开始发生明显的变化。

让我们一起看看胎儿是怎样形成的。

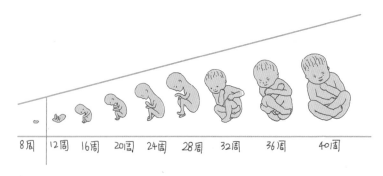

8周　12周　16周　20周　24周　28周　32周　36周　40周

↳ 一张图说明孕期胎儿的发育

是不是非常奇妙？

至此，胎儿雏形已经完全形成。准妈妈完全可以感觉到这些变化：随着胚胎向胎儿转化，准妈妈的身体也出现相应的变化。准妈妈的体重开始增加；乳房开始发胀，甚至有触痛及刺痛；有时还会感到疲倦，出现恶心、呕吐等早孕反应；同时准妈妈的腹部开始隆起，感觉腰部或胸部衣服变紧；小便次数也开始增加。

准妈妈的感觉已经非常强烈，未来宝贝的雏形已经完全形成。从此刻开始，腹中的宝宝已经为进入快速生长发育阶段做足了准备。

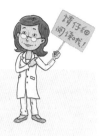

神奇的精卵结合

从受精卵形成到胎儿出生，总共需要40周。按照胎龄，怀孕过程分为胚胎期（0~8周）和胎儿期（9~40周）。所谓胚胎，是指腹中的小生命还没有形成人的雏形；胎儿则已经具备了人的雏形。临床上将母亲妊娠时期分为孕早期、孕中期和孕晚期。

精子与卵子结合，形成受精卵。精卵结合就是一个神奇的故事。

当男性将2亿~4亿个精子射入女性的阴道后，精子就开始"奔跑"，但大部分精子没有那么好的运气，它们随着精液从阴道排出去了。对于只有一个细胞大小的精子来说，这条跑道很长：从阴道进入子宫内，再通过长长的输卵管到达输卵管伞部，即靠近壶腹部。成千上万个精子在奔跑竞赛中努力摆动尾部，还要不断释放蛋白溶解酶溶解宫颈黏液，并在子宫收缩、输卵管蠕动以及黏膜纤毛的摆动助推下最终到达输卵管壶腹部，等待与卵子的相遇。这个过程短则数分钟，长则不超过4小时，在宫颈黏液的阻挡和子宫腔内白细胞的吞噬下，最后到达目的地的精子只剩下数十个。

这些精子在女性生殖腔内经过孵育，产生形态、生理和生化的改变，具备了受精能力——这是精子获能的过程。精子与卵子的结合是一个偶然的相遇——卵子刚好从卵巢出发，在几乎同一天到达同一个地点，遇见了那个最强大的精子。一群精子对卵子发起进攻，那个最强大的精子的头分泌的顶体酶溶解并冲破卵子的透明层表面，"尾巴"不停地拍打，卵子也随着精子拍打的节奏逆时针旋转，精子终于进入卵子内。成功！

进入卵子后，精子与卵子的核融合，使来自夫妻双方的各23条染色体结合成46条（23对）染色体，形成一个新的细胞。这个新的细胞叫作受精卵，这个过程叫作受精。受精卵的染色体为44+XX，则为女性；染色体为44+XY，则为男性。一个新的生命从此开始孕育了。

受精卵24小时后即开始细胞分裂。开始细胞分裂时的受精卵叫作植入前胚胎，大约14日。之后细胞、组织分化形成胚胎，约8周，至12周时胎儿器官基本形成，此时，已经接近怀孕第四个月，胎儿已可辨别性别。由于胚胎对致畸物质特别敏感，因此，孕早期是小生命在宫内发育的最关键时期，也是预防胎儿畸形的最重要阶段。孕中期，组织器官迅速生长，功能趋于成熟，但肺发育不成熟，若早产则存活率极低。孕晚期，肺逐渐发育成熟，脂肪、肌肉组织迅速增长致胎儿体重迅速增加，营养需求增加。女性妊娠期间如受外界不利因素影响，包括感染、创伤、滥用药物、放射性物质、毒品、营养缺乏、严重疾病或心理创伤等，可能导致胎儿流产、畸形或宫内发育迟缓。

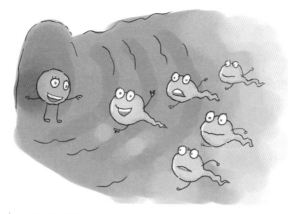

⤷ 优质的精子、卵子结合

建卡——计算宝宝的出生日期

怀孕后的第一个表现就是准妈妈的月经没有按期来。一般说来,月经推迟10天还没有来,就要高度怀疑是受孕了。

确认是否妊娠的方法很多。可购买早期妊娠试纸,将中段晨尿滴入试纸中,根据检测结果是否呈阳性即可知道是否怀孕。当然,一旦怀疑自己怀孕了,应该去医院做早孕反应检测。

孕周计算方法

计算孕周就是推算预产期,预产期就是让父母和医生都知道宝宝正常应该在哪一天出生,是按照怀孕40周计算的。同时,观察胎儿发育情况。对胎儿的发育评估都以胎龄(胚胎或胎儿月龄)为基础,胎龄即指孕周。以怀孕前末次月经的第一天开始计算,7天为一周,第40周时胎儿出生。

怎样计算预产期呢?预产期一律以怀孕40周整来计算。以末次月经第一天为准，在月份上加9或者减3，在日期上加7，就是预产期。举例来讲，你的末次月经开始的时间是3月16日，那么你的预产期就是：月份=3+9=12，日期=16+7=23，预产期是当年12月23日。

又如，孕妇末次月经开始的时间是7月8日，预产期就是：月份=7-3=4，日期=8+7=15，预产期是次年4月15日。

现在也有可以查预产期的表，但大家不需要搞得那么复杂，按照上面的公式计算就可以得到正确的预产期。

孕早期重要知晓事项

萌医生作为儿科医生，更多关注未来宝宝全面健康地发育。

给准妈妈的提醒

坚持定期孕检。产科医生要求的体检、超声检查、血生化检查和尿液检查等，都可以对准妈妈的身体状况给予提示，准确反映胎儿的发育情况。如果胎儿有问题，如胎儿发育不良或畸形、胎位不正等，也可以通过血液和超声检查尽早发现，予以早期干预，避免产生更大的问题。

不要暴饮暴食，合理增加营养，维持孕期体重的合理增长，也与胎儿的发育密切相关。

30岁以上，尤其是35岁以上的准妈妈，最好进行产前筛查（孕早期），一旦发现任何与胎儿发育相关的不良迹象，马上进行产前诊断（在孕中期进行）。目前，很多地方对准妈妈都开展了常规产前筛查。

什么是产前筛查?

产前筛查和产前诊断是预防出生缺陷的三级预防措施中不可或缺的组成部分，属于二级预防。

产前筛查与产前诊断有所不同。萌医生建议所有的准妈妈尽量做产前筛查。

产前筛查就是利用较为简单、容易实施的手段，对常见的某些出生缺陷进行初步排除，虽然只能排除少数几类出生缺陷，但这些出生缺陷都是最多发且非常严重的。目前我国产前筛查主要针对的疾病是唐氏综合征、爱德华综合征（又叫作18三体综合征）、开放性神经管缺陷（NTD）。

孕早期的产前筛查是在怀孕的第11周后的第3天到第13周后的第3天之间进行，大约有两周时间。筛查项目有B超测量孕妇胎儿颈部透明带厚度、妊娠相关血浆蛋白A、游离绒毛膜促性腺激素以及无创伤性母血胎儿游离DNA测序分析胎儿非整倍体染色体（这种检测又称为无创产前DNA检测、无创胎儿染色体非整倍体检测）。这些检查结果都有其临床价值和意义。

孕中期筛查在第15周到第20周后的第6天之间进行，大约6周时间。检查项目包括游离β-HCG（free-β-HCG）、母血甲胎蛋白、非结合雌三醇、抑制素A。

孕早期、孕中期筛查这些项目所得到的结果，可以帮助综合分析判断胎儿是否有患唐氏综合征、爱德华综合征和开放性神经管缺陷的可能。如果发现可疑问题，就应该进入产前诊断环节。我们将在孕中期专门讨论产前诊断的问题。

需要说明的是，即使做了产前筛查和产前诊断，也不表明已经百分之百地排除了所有的先天缺陷和疾病。有些先天异常是出生后才慢慢地表现出来的，出生前难以发现。但产前诊断可以对大多数的常见先天异常进行比较准确的诊断。

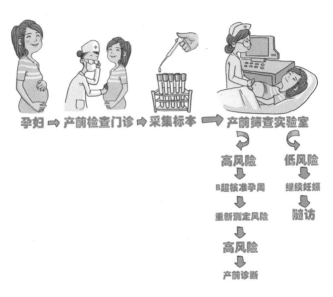

↳ 产前筛查示意图

警惕围生期潜在问题

特别需要提醒的是，早孕有时候容易被忽略，导致准妈妈在怀孕早期会接受一些不良的刺激。比如，在月经第20天以后，自我感觉没有怀孕或者不会怀孕，身体稍有不适，就吃药或做检查，如因胃痛或咳嗽而照X光片，造成因接受了射线而不知是否应该继续怀孕的困扰。

怀孕早期如果接受了X光检查，或吃了一些对胎儿发育可能有影响的药物，讨论胚胎的取舍是十分困难的，尤其是对那些不容易怀孕的夫妻来说更是如此。因此，掌握一些基本的知识十分重要。虽然有些观点认为，备孕期和孕早期照X光片辐射剂量小，对胚胎基本没有影响，但尽量避免总是有必要的。

萌医生提醒：

如果你们已经在备孕且又有正常的性生活，一定要在确认月经来了、没有怀孕以后再做对身体有影响的检查，或者吃必须要吃的药，一般的药不要随便吃。有的准妈妈本身月经周期就不准确，更是容易搞错。

孕早期的重中之重

预防胎儿出生缺陷

每一对父母都希望分娩一个健康的、聪明的宝宝。我们在备孕部分，已经与准备怀孕的父母讨论了有关怀孕前开始预防出生缺陷的措施。在本部分继续与大家聊一聊：在怀孕期间如何预防胎儿出生缺陷。

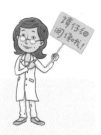

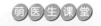
萌医生课堂

胎儿出生缺陷

胎儿出生缺陷是造成我国5岁以下儿童死亡和先天残疾的主要原因之一。

在一般人群中，出生缺陷胎儿降生的可能性为3%~5%（部分出生缺陷胎儿流产或在宫内死亡，不计算在内），这包括了各种各样的可以监测到的体表异常和遗传性疾病，但不包括那些还难以检测到的遗传代谢病。

我国每年有1400万~1600万的新生儿出生，故每年全国出生的缺陷儿为60万~80万。

在我国，先天性心脏病、唇腭裂、神经管缺陷、四肢畸形（并指、多指、短肢等）、尿道下裂排在出生缺陷的前五位。

通过备孕期和怀孕期的有效预防，可以极大地降低出生缺陷儿的数量，对减轻家庭和社会负担，提高我国人口素质，具有极其重要的意义。而对每一个家庭，其意义更加具体而非凡。

夫妻备孕时采取预防出生缺陷的措施，已经在很大程度上降低了发生胎儿出生缺陷的概率。怀孕后，准爸爸准妈妈仍然需要高度重视。那么，在孕早期应该怎么做？有哪些可采取的重点措施？

首先，孕早期要继续服用叶酸三个月，预防神经管缺陷和先天性心脏病或减少其发生概率。注意孕期营养素的平衡摄取，尤其注意维生素A、维生素D、铁、碘和钙的补充。有条件的准妈妈或工作比较忙难以保证营养平衡摄入的准妈妈，可以选择准妈妈奶粉（孕妈妈配方粉），全面补充营养。

其次，孕早期（怀孕后最初3个月到4个月）不要感冒。预防各种感染，尤其是风疹病毒、巨细胞病毒、弓形虫和水痘病毒的感染，预防艾滋病病毒感染。

再次，要远离各种有害因素，如射线、酒精、香烟，以及农药和有害气体。

最后，及早预防妊娠并发症，如妊娠糖尿病、妊娠高血压综合征、妊娠心脏病等。若有并发症，需在医生的指导下用药。

预防感冒和感染

怀孕早期，除了补充叶酸、注意营养平衡，准妈妈的重要任务就是不要感冒。一般说来，怀孕后前四个月是胚胎发育形成胎儿雏形的最关键时期。这个时期，细胞分裂十分活跃，各个器官系统正在逐步形成。精子和卵子结合后，不断进行有丝分裂，并逐渐形成三个胚层：外胚层、中胚层和内胚层。三个胚层的细胞再按照各自的方向分裂，形成组织、器官、系统。外胚层将发育成为表皮和表皮组织，如指甲、毛发、皮脂、神经系统、眼耳、口腔和肛门黏膜等；中胚层会在日后生成结缔组织、骨骼、软骨、肌肉、皮肤、血液、血管、淋巴管、淋巴组织、脊索、胸膜上皮、心包膜、腹膜、肾脏及生殖器官等；而内胚层会生成呼吸系统、泌尿系统和消化系统的内层。在这个阶段，如果因感冒受到某些对胚胎形成过程有害的病毒或其他微生物的攻击，就有可能造成胚胎发育任何阶段的异常，导致出生缺陷。

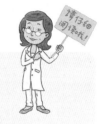

需要知道的孕早期注意事项

孕早期主要指怀孕后最初三个月。感冒发生后，如果出现发热，并伴有严重的症状，如头痛、咳嗽、胸闷、肌肉痛等，对胚胎的发育可能产生影响，但产生影响的程度因人而异。

如果感染的是可能影响胚胎发育的相关病毒或其他微生物，如风疹病毒、巨细胞病毒、水痘病毒、弓形虫等，胎儿发生畸形的风险显著增高。这样一组对胚胎或胎儿危害很大的微生物感染，医学上又称为TORCH感染。TORCH为多义词，指的是可导致先天性宫内感染及围生期感染而引起围生儿畸形的病原体，是一组病原微生物的英文名称缩写。其中T（Toxoplasma）是弓形虫；O（Others）是其他病原微生物，如梅毒螺旋体、带状疱疹病毒、细小病毒B19、柯萨奇病毒等；R（Rubella Virus）是风疹病毒；C（Cytomegalo Virus）是巨细胞病毒；H

（Herpes Virus）是单纯疱疹病毒。

如果只是一般的感冒，可能对胎儿的影响不大。但感冒后，常常很难区分是一般感冒还是特殊微生物的感染，需要进行相应的检测才能确定。

感染这些微生物后经常发生的胎儿畸形包括各种先天性心脏病、神经系统发育异常、耳聋以及其他因基因突变导致的异常疾病。

所以，预防感冒是孕早期最重要的任务。

风疹病毒感染

风疹病毒感染是孕早期最严重、最应该预防的感染。其可怕之处在于，孕妇感染后临床症状轻，但传染性强。孕早期感染风疹病毒可以通过胎盘传给胎儿，大大增加胎儿发生先天畸形的风险。胎儿可以发生一个或多个畸形，罹患先天性风疹综

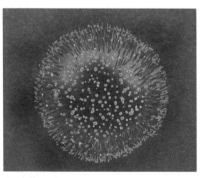

↳ 风疹病毒

合征，严重时引发流产或胎儿死亡。

发生先天性风疹综合征后，畸形和组织损伤可能包括视力低下或失明、耳聋、先天性心脏病、智力低下、肝脏肿大。生产后存活的孩子还可能出现语言困难、糖尿病。所以，必须高度重视，防止孕期尤其是孕早期发生风疹病毒感染。

感染风疹病毒后致畸的可能性到底有多大？

孕妇感染风疹病毒后虽然不是一定会发生胎儿畸形，但感染越早，发生畸形的风险越大。怀孕第一个月感染，有50%的胎儿可能发生畸形，第二个月大约是30%，第三个月大约是20%，第四个月大约为5%。即使是怀孕四个月以后感染，也不是完全没有危险性。可见，感染的时间越早，对胎儿的影响越大，发生畸形的概率越高。但比较幸运的是，人一生只要患过一次风疹，就拥有终身的抵抗力，以后便不会再感染风疹病毒。在我国，大多数的儿童都已经感染过风疹病毒，都有了抵抗力。因此，可以说，大多数的准妈妈是不需要担心感染风疹病毒的。

如果怀孕前没有感染过风疹病毒，就可能对风疹病毒没有抵抗力。解决这个问题有两个办法：第一是避免感冒，第二是提前注射风疹疫苗。如果接种了风疹疫苗，一般要三个月以后才能怀孕。如果怀孕后才发现以前没有感染过风疹病毒，唯一的办法就是避免感染了。但如果没能避免感冒，就需要检测是否是风疹病毒感染引起的感冒，如果确定是风疹病毒感染，就要严密监测，进行下一步的产前筛查与诊断。

巨细胞病毒感染

如果感染了巨细胞病毒，就会患上一种全身性疾病。大多数情况下，感染巨细胞病毒都是在儿童期，到成人时，大多数人检测巨细胞病毒抗体都是阳性，表明已经感染过。巨细胞病毒可以潜伏在人体内，引起反复感染。

女性感染巨细胞病毒后，出现咽喉痛、发烧、身体疼痛、疲倦、白带增多等症状。感染后，病毒可以不活动而潜伏在体内。当怀孕或者机体免疫力下降时，病毒就可能被激活而出现症状。

孕妈妈如果是第一次感染，对胎儿的危害是最大的。此时，胎儿在宫内感染巨细胞病毒的概率是30%~45%。一旦感染，胎儿出现先天畸形的可能性极大，甚至导致组织损伤。如

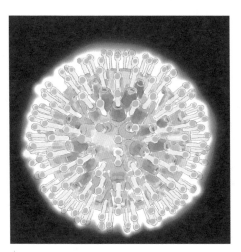
巨细胞病毒

果孕妈妈以前感染过，怀孕引起复发，那么，对胎儿的影响就要小些。怀孕的头三个月感染，胎儿感染后的病情更重；怀孕三个月以后感染，胎儿受感染的概率更高，但后果没有前三个月感染严重。

巨细胞病毒感染怎样诊断？

通过验血来检测血液中抗体的种类和浓度，可以判断是初次感染还是原来感染后的复发。孕妇一旦确定感染，就必须进行产前诊断，了解胎儿是否已经被感染。同时，要监测胎儿的生长发育，确定是否发生畸形，以便与产科医生讨论是否继续妊娠。

巨细胞病毒感染如何预防？

目前尚没有治疗巨细胞病毒感染的有效方法。所以，预防是最重要的。预防巨细胞病毒感染的关键：不要盲目输血，避免输血所致的医源性感染；避免性接触被感染；增强自身免疫力；工作中需要接触儿童和妇女的孕妈妈，要做好个人卫生，在接触了婴儿的用品特别是尿布、唾液等后，一定要认真洗手；孕前进行检测，了解是否已经感染巨细胞病毒，做到心中有数。

弓形虫感染

说到弓形虫，很多爸爸妈妈不知道这是什么生物。弓形虫在中医学里又叫三尸虫，是一种细胞内寄生虫。弓形虫寄生于细胞内，细胞是弓形虫的"家"。弓形虫随血液流动，到达全身各部位，破坏大脑、心脏、眼底，致使人体的免疫力下降，患上各种疾病。而且，弓形虫感染是一种人畜共患的寄生虫病。

那么，弓形虫从哪里来？接触哪些东西可能导致感染？

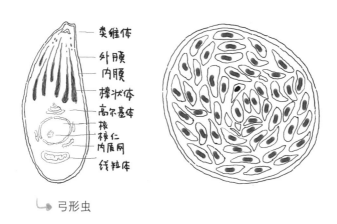

类锥体
外膜
内膜
棒状体
高尔基体
核
核仁
内质网
线粒体

⤷ 弓形虫

在动物中，猫是最大的传染源。已经被弓形虫感染了的人，可以通过性生活、排泄物等传播弓形虫。进食未煮熟的感染弓形虫动物的肉以及接触含有弓形虫的泥土等也是易感染的途径。

在怀孕期间发生的感染叫作原发性感染，最容易通过胎盘传染给胎儿，导致胎儿发生先天畸形。在怀孕的头三个月感染弓形虫，胎儿感染的概率大约是15%；孕中期三个月（怀孕4个月~6个月），胎儿感染的概率大约为30%；如果发生在孕晚期，胎儿感染的概率是65%。怀孕期间感染发生得越早，胎儿感染的严重程度就越重，发生畸形的可能性越大（这一点与巨细胞病毒感染是一样的）。

但如果怀孕前已经感染过弓形虫，就不会传染给胎儿。所以，没有感染过弓形虫的孕妈妈，在怀孕期间一定要避免被感染。

感染弓形虫的主要后果包括流产、胎儿死亡、胎儿先天畸形。胎儿在宫内感染了弓形虫，叫作先天性弓形虫感染。感染弓形虫的胎儿，大约90%可能发生一些问题。宝宝出生时，大多数并无症状，但隔数月甚至数年以后，才出现视力、听力和发育问题。胎儿若感染弓形虫，在出生后的第一年内要及时治疗，定期检查，降低疾病对宝宝的危害；同时，要及时看医生，在医生的指导下用药，可以用相应的抗生素。孕妈妈一旦感染，也可以立即进行治疗，减轻对胎儿的危害。

萌医生建议，女性怀孕后不要与猫接触。如果家里有猫，可以让其他人去管理，特别是处理猫屎。生鸡蛋、生肉以及未经消毒的牛奶、羊奶中均可发现弓形虫，所以，食用这类食物必须煮熟（弓形虫在80℃只需1分钟就被杀死），接触了这些生的东西，一定要洗手，特别注意不要用污染的手去摸嘴、眼睛、鼻子等。

预防是关键。千万不要因为自己一时的疏忽而后悔。

艾滋病和人类免疫缺陷病毒感染

说到艾滋病，几乎是人人自危，人人自卫。

什么是艾滋病？简单地说，艾滋病是一种感染了人类免疫缺陷病毒（HIV）所致的严重免疫缺陷，即获得性免疫缺陷综合征。

人体感染HIV后，4~8周从血液中可以检测到HIV抗体。HIV抗体检测为阳性，说明该受检者为病毒携带者，并具有传染性，今后将进一步发展为艾滋病患者。但从感染HIV到成为艾滋病患者，时间可长达7~10年。

艾滋病的传播途径有哪些呢？

HIV感染者的血液、精液、阴道分泌物、乳汁、伤口渗出物中含有大量的HIV，具有非常强的传染性。因此，性接触、血液和母婴传播是三种主要的传播途径。在婴儿期母乳喂养部分，我们将专门介绍感染HIV母亲的婴儿喂养，请准妈妈注意。

目前，我国妇女怀孕后几乎都进行了血液HIV抗体检测。高危准妈妈包括静脉吸毒者，双性恋者，以及有与HIV抗体阳性者性交史、与多个性伴侣的不洁性交史或来自艾滋病高感染率地区或国家的女性。如果有非医疗原因的静脉注射药物史，也属于高危人群。

孕妈妈一旦发现感染，必须立即就医进行治疗。

胎儿感染了HIV出生以后，开始并没有什么特别的临床表现。有10%~20%被感染的婴幼儿在2年内发展为艾滋病患者或者死亡。剩下的大多数在6岁前发展为艾滋病患者。患艾滋病的儿童特别容易被各种细菌和病毒感染，容易发生腹泻、发热以及其他的感染性疾病。由于长期反复感染，艾滋病患儿发育迟缓，生长不好。

肺孢子菌肺炎（俗称卡氏肺囊虫肺炎）是艾滋病患儿最常见的感染，也是导致他们在出生后一年内死亡的主要原因。建议所有感染了HIV的女性生育婴儿后，都应在孩子出生后4周在出生地开始治疗，以预防肺孢子菌肺炎。如果最后各种检查证实婴儿并未受到HIV感染，就停止治疗。

其他更专业的咨询，请咨询专科医生。

其他病毒

其他可能导致胎儿出现问题的感染还有水痘-带状疱疹病毒感染、细小病毒感染等。虽然孕妈妈的这些感染率相对较低，但也要引起高度重视。

建议怀孕后不要去人多的公共场所，尤其是体弱的准妈妈；避免与有感冒症状或发烧的人接触；如果无法避开这种环境，可以戴口罩，避免身体部位的直接接触等。

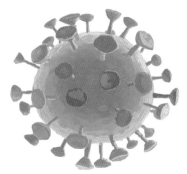

疱疹病毒

孕期用药

孕期用药需谨慎，但也不是什么药都不能用。如果准妈妈因病非用药不可，要在医生的指导下用药。

药物对胎儿的影响受到很多因素的干扰，需要权衡利弊。

有些准妈妈本身的疾病必须要用药，如高血压、糖尿病等，可以看产科咨询门诊或遗传学咨询门诊，向医生提出有关用药的问题，得到他们的指导。

而保健品在服用方面也需要得到专业的意见。我国的保健品种类太多、太杂，不一定适合准妈妈，因此不能单看说明书就草率服用，应遵医嘱。

中药常常令准妈妈感到困惑。好多准妈妈感冒或者出现其他问题时，首先想到的是中药，习惯性地认为中药可能没有毒性，从而盲目地使用中药。其实，中药也需要谨慎使用。

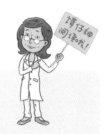

孕期用药小贴士

并不是所有的准妈妈用了可以引起胎儿发生先天畸形的药物后都会产下畸形儿，大多数的准妈妈服药后不会影响胎儿。

服用的药物是否引起胎儿发生先天异常，与用药的种类、药物的剂量、在孕期的什么阶段用药、服用时间的长短都有关系，尤其是与准妈妈的个体差异有关。

如果准妈妈本身患有疾病，而这种疾病有可能对胎儿产生影响，在不积极治疗的情况下，准妈妈和胎儿都有可能发生危险，就必须在医生的指导下用药，减少药物对胎儿的影响。

以下是孕期用药要坚持的几个原则：

从备孕开始，用药就要考虑到随时妊娠的可能，而不是服药后发现已经妊娠再来决断怎么办。

生病就医时一定要先告诉医生你已经怀孕了，以便医生帮助你选用相应的药物。

避免选择对胎儿有影响的药物，长期因病需要药物治疗的准妈妈更是如此。

即使选择好了药物，也要认真阅读药物说明书，如果有问题再向医生请教。

怀孕后头三个月用药是最危险的阶段（胎儿的器官系统正在分化形成），药物可能干扰胚胎的分化、发育，除了必须用的药，尽量不用药。

萌 医 生 课 堂

历史教训：海豹畸形

这是一个真实的故事：国际上曾经出现过具有非常大的影响、导致胎儿畸形的重大药物事件——反应停事件。

反应停又叫"沙利度安"，是用于缓解早孕反应的一种药物，1956年由德国制造出来，具有止吐、镇静的作用。此药使用的急性副作用很小，而且作用迅速，受到准妈妈的欢迎。在20世纪50年代末，反应停上市以后，主要在德国、巴西、加拿大、英国和日本等国家的市场上进行销售。

但医生很快发现，准妈妈服用此药后可导致胎儿先天畸形。故在20世纪60年代初，该药被撤出市场，并禁止怀孕女性使用。即便如此，当时已经有1万多名先天畸形儿出生，存活5 000多名。

反应停引起的先天畸形十分严重，包括胎儿肢体缩短或缺如，听力和视力都被损害，主要器官系统受损，面部肌肉发生瘫痪等。其中，反应停引起的最常见的一种畸形被描述为"海豹畸形"，顾名思义，表现为胎儿双手臂和腿缩短，出生后的婴儿形似海豹。

目前，反应停已经完全被禁用。

可见，孕期使用任何新药都存在极大的风险。请准妈妈切记：不要随便使用安全性没有得到证实的药物。

避免不良环境和有害刺激

为了未来宝宝的健康，准妈妈在孕早期一定要尽量避免各种不良环境和有害刺激，让胚胎在一个良好的环境中正常发育，形成健全的组织器官和系统。这是宝宝一生健康的基础，也是智能成长的基础。

避免用药。前面我们已经反复提到，尽量不用药。如果因为患病需要持续用药，一定在医生的指导下进行。

不吸烟，避免被动吸烟。如果准妈妈本人吸烟，最好在备孕期间和孕期停止吸烟；如果准爸爸吸烟，要在吸烟时远离准妈妈，以免准妈妈接触到烟味，处于被动吸烟环境。准妈妈也尽量不要去公共场所，避免在公共场所被动吸烟。

大量的研究已经证实，吸烟一定会对妊娠和胎儿产生危害。烟草中的有害成分不但对准妈妈的非特异性免疫功能有明显抑制和损伤，而且吸烟的准妈妈易患妊娠高血压综合征。吸烟可致胎儿宫内生长迟缓，出生后体重低于正常同龄胎儿。吸烟可能使胎儿发生宫内窘迫，胎儿出生时发生窒息的风险增加——由此引发的缺氧对新生儿的大脑非常不利。目前还认为吸烟与神经管缺陷、足内翻、唇腭裂、隐睾、大血管错位等畸形有关。已经有研究表明，吸烟不仅仅影响胎儿时期，有可能对整个婴幼儿期甚至成年期的健康有着长远的不良影响。所以，孕期不吸烟、避免被动吸烟十分重要，这并不是危言耸听。

不酗酒。怀孕期间一定要停止喝酒，避免影响胚胎的正常发育。要避免被动吸烟和喝酒，就要减少应酬、朋友聚会等活动。即使参加，也要让大家知道你是准妈妈以及你对吸烟和喝酒的态度。

避免射线。如果你的工作有接触射线的可能，怀孕后可以暂时离开一段时间。孕中期以后很小剂量的射线对胎儿的影响就很小了。

以上都是众人皆知的孕期需要避免的风险。

电子设备是准妈妈的新担心。我们所处的这个时代，谁能离得开电子设备？我们现在接触时间最长的电子设备就是电脑和手机。那么，在孕期接触电子设备是否安全呢？电子设备是否真的会增加胎儿发生出生缺陷的风险？是否会导致流产或其他的问题？准妈妈太想知道这些问题的答案了。

首先，我们需要知道的常识是，计算机屏幕不会产生X射线，磁场也很弱。如果身体距屏幕60厘米以上，计算机的危害几乎小到可以忽略。

孕妇尽量减少接触电脑的时间，每天操作电脑不要超过2小时，或者拉开身体与电子设备之间的距离，身体与电脑的距离不小于1米。研究人员对每周接触20小时（平均每天少于3小时）电脑的孕妇进行跟踪，发现电脑对胎儿的体格和发育没有影响。所以，一般情况下，电脑不会导致胎儿畸形和发育障碍。同时，建议孕妇持续接触电脑的时间不要超过1小时，每隔1小时离开电脑休息15分钟；还可以把电脑的亮度调低，保持坐姿和座位舒适，不要造成颈部和手臂的不适。目前尚没有发现使用手机对胎儿的危害。但准妈妈可以减少手机的使用频率。

饮食健康。有的准妈妈自制能力比较差，怀孕后仍然持续进食刺激性食物或者油腻不健康的食物。对于耐受力不好的准妈妈来说，如果这些刺激性食物导致腹泻，就有可能引发流产。因此，健康、合理、干净的饮食对早期妊娠是很重要的。怀孕早期的重点是注重饮食的质，摄入量不需要增加。尤其不能进食被污染的食物，不要食用可能导致腹泻的食物，以免引发流产或其他问题。进入妊娠中期后，流产的概率降低，饮食可以更多地顺从自己的口味。

孕早期日常生活安排的建议

孕早期，保持生活规律，需要做好三件事：保证一日三餐的质量，保证充足的睡眠以及良好的心情。

一日三餐均衡营养。孕早期不需要增加食量，关键是注意营养均衡，保证母体和胎儿的健康。除了获取足够的热量外，准妈妈也要保证获得优质的蛋白质、必需的脂肪酸、维生素和矿物质。准妈妈配方奶粉中含有孕期必需的营养素，有条件时可以替换原来的普通奶粉，当然也完全可以自己搭配饮食。

 萌医生课堂

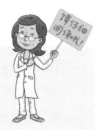

孕早期饮食举例

早餐：牛奶200毫升，鸡蛋一个，麦片30~50克（或馒头30克），苹果一个（或其他水果，如梨、香蕉、葡萄、菠萝等）。热量共约450千卡。

中餐：瘦肉50克（鱼肉，如果每周两次，100~150克，海鱼最好，猪肉、牛肉均可，可以换着吃），蔬菜三种以上共300~500克，米饭50克，水果少许。用植物油烹调餐食。热量500~600千卡（植物油控制在15克以下）。

晚餐：瘦肉50~75克，蔬菜三种以上，米饭50克，坚果两种以上共20克即可，水果少许。植物油不超过20克。

热量500~600千卡。

　　根据个人摄入热量的变化，将全天总热量控制在
1 450~1 650千卡。多吃鱼肉，尤其要多吃海鱼，这对获得
必需脂肪酸有好处。可以在医生指导下适当额外补充维生
素和矿物质。

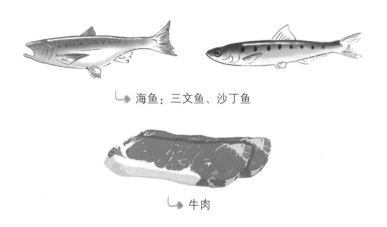

　　　　↳ 海鱼：三文鱼、沙丁鱼

　　　　↳ 牛肉

　　大部分女性每天所需基本热量在1 300~1 400千卡，多出的
热量用于运动消耗。

　　预估全天所需热量的方法：体重（千克）× 20（克）=基
本所需热量（千卡）。再加上活动消耗的热量、胎儿生长需要
的热量，即是全部热量。

　　实际上，有早孕反应的准妈妈是无法吃下这么多食物的。
所以，根据以上的例子和建议，有明显早孕反应的准妈妈可以
自己选择性地进食想吃的食物，哪怕是酸的、辣的都可以，原

则是不能刺激胃肠出现腹泻的情况，尽量补足所需的营养。如果准妈妈早孕反应比较大，进食太少，可以补充专为准妈妈设计的维生素和矿物质，但要按照说明摄取，不可过量。尽量摄入一些碳水化合物，如米饭、面条、面包、果汁等，让身体储存一定的能量。

需要记住的是，孕早期还不是多进食补充营养的阶段，重点是不能生病，尤其不要感冒和感染。

充足的睡眠。睡眠对孕早期很重要。晚上应该睡足7~8个小时，中午如果有时间可以小歇0.5~1个小时。如果准妈妈出现睡眠不好的情况，也不要用药，而应该静躺，心静后慢慢进入睡眠。

保持良好的心情。无论遇到什么情况，即使早孕反应很重，一想到肚子里的小宝贝，就不要生气，不要忧虑，所有的付出都是值得的。保持心情愉快的准妈妈，可以保证身体内各种激素分泌正常。身体放松，血流通畅，对胎儿的生长发育十分有利。

性生活有度。不要有太频繁的性生活。怀孕期间，尤其是孕早期，要减少性生活的次数，进行时也不要太剧烈，不要挤压准妈妈的下腹部。准爸爸要学会体贴准妈妈。

适当运动。有的准妈妈一旦怀孕，就停止所有的运动，甚至很少走路，出门坐车，在家也成天坐着，十分小心，这就有点矫枉过正了，实际上对胎儿是不好的。准妈妈在怀孕期间坚持适当运动，可提高体内血液循环的速度，给胎儿提供更多的营养。中等程度的运动对胎儿不会造成任何伤害，还可以帮助准妈妈在一定程度上保持身材。坚持运动的准妈妈，分娩时产程更短，感觉更轻松，而且生产后身体的恢复也比较快，体形也容易复原。

运动对准妈妈虽然好，但有些准妈妈怀孕后要"小心"运动。曾经发生过流产，曾经有过早产史或有妊娠并发症，包括持续性阴道流血、羊膜早破、多胎妊娠、宫颈功能不全等，就需多加注意了。如果怀孕前就已经患高血压或者怀孕后出现高血压、糖尿病，或者心、肺、血管、甲状腺疾病的准妈妈，要在医生的指导下进行适当的运动。

另外，准妈妈不要做强度大的运动。每天散步，甚至走路上斜坡都是可以的。孕妇体操可以帮助活动全身的肌肉，准妈妈可以根据自己的情况进行锻炼。孕早期不要做剧烈运动，主要是不要做跳跃、快跑、翻滚等大动作，以免跌倒或者撞击腹部造成意外。

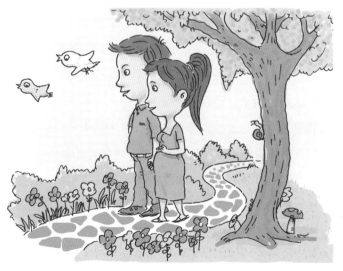

↳ 孕早期的运动：散步

着手准备宝宝出生后的教育

看到这个标题，有的准妈妈和准爸爸可能会说："啊？这也太早了吧！"

其实，一点都不早！尽早开始准备宝宝出生后的教育，不仅可以让全家人保持积极的状态、愉悦的心情、快乐学习的态度和积极的生活追求，还可以作为茶余饭后谈论的话题。这对孕期的日常生活是一种特别的补充和激励。准妈妈和准爸爸要充分利用现在信息便利的社会条件，随时收集相关资料，早早准备宝宝的教育方案。

宝宝出生后第一年的"教育"是最重要的！这里提及的早期教育，与准爸爸和准妈妈以前想的可能有些不一样！

婴幼儿的早期教育不是指背书、习字、说话，而主要是指未来宝宝日常习惯的养成以及行为、早期学习以及社交情感的建立。而爸爸妈妈则需要尽早了解回应性照顾的方法和重要性。人的一生需具备的基础的五个维度的培养，要从婴儿期开始：认知、运动、语言、社交与情感。培养方式既简单又复杂。简单，是因为这些训练可融于日常生活中完成；复杂，是因为爸爸妈妈需要"跨"专业，掌握一定的育儿常识和方法。

也有很多准爸爸准妈妈在孕期便开始过多地担心宝宝出生后的教育，尤其是初次为人父母的夫妻。宝宝出生后的教育固然很重要，但不必过度担心。只要记住以下几点，就能做到心中有数了：首先，宝宝出生后第一年是在家人的精心照料下成长的，照料就是早期教育的一部分；其次，在照料的过程中，让宝宝在充满关爱的环境中接受良性刺激，激发潜能，促进智能成长；最后，父母和家人在宝宝早期教育中充当了最重要的角色，只要父母和家人积极、快乐、和谐，宝宝就可以健康成长。

在这套书中，准爸爸和准妈妈可以找到如何在第一年给宝宝营造良好的生长环境的详细建议，同时跟着萌医生，学会什么时候、如何给予宝宝应该有的良性刺激，促进宝宝身心的全面发育。准爸爸和准妈妈也会在这个过程中慢慢懂得，其实孩子的早期教育是在家庭的抚养过程中完成的，父母才是孩子身边的老师。

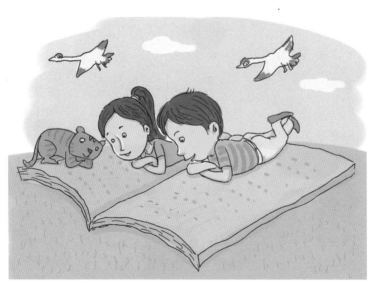

↳ 学习中的准爸爸和准妈妈

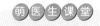

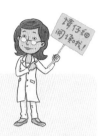

迎接未来的宝宝

　　家庭环境的准备。怀孕后，需要比较早地考虑家里的环境布置，因为也许需要请其他人来照顾宝宝。这个人住在哪里合适？宝宝的各种衣物应该放在什么地方？如果本来住房比较小，提前考虑是比较好的，可以做一些改造，调整出适当的空间或增添一些家具。

　　购买一些适合准爸爸和准妈妈看的书籍。准妈妈最好避免阅读刺激性的故事或者恐怖的故事，而应该阅读那些可以带来轻松、愉悦感的书籍。如果有时间，可以提前了解一些与宝宝出生后护理和教育相关的知识，这是一个预热的过程。对准爸爸和准妈妈而言，照顾宝宝和教育宝宝都是一门崭新的功课，提前学习非常有必要。从容育儿，才能减少迷茫和困惑，轻松快乐地陪宝宝长大。

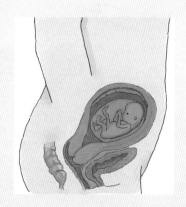

　　孕早期结束时的胎儿示意图

·怀孕第14~27周（孕中期）·

孕中期准妈妈及胎儿的变化

按照怀孕9个月计算，孕中期是指怀孕第4~6个月，就是怀孕的第14周开始至第27周结束。进入孕中期后，胎儿迅速长大，准妈妈的体形也将慢慢发生变化。此时，准妈妈成为周围人关注的焦点，需要有更多的信心和关爱。

怀孕第4个月

准妈妈的感觉与变化

怀孕第4个月，准妈妈肚子里的未来小宝宝开始进入快速生长期了！准妈妈会发现，自己的体重增加加快，腹部的隆起也随着时间的推移越来越明显，腰部逐渐变粗，整个人显得臃肿起来，越来越像个怀孕的女人了。

这个月，大部分准妈妈的早孕反应开始减轻，除了体形的变化，身体感觉逐渐恢复到正常状态。有的准妈妈心态调整得很好，对未来充满憧憬，甚至感觉自己的状态比怀孕前更好。大部分的准妈妈情绪逐渐稳定，心情变得乐观，在"摆脱"了早孕反应的纠缠后，也不容易烦躁了，开始专注于食物。

看着自己身体的变化，享受着家人对自己的关爱，大部分准妈妈开始憧憬未来，享受怀孕的快乐时光。

但也有些准妈妈的早孕反应还没有消失，仍然会有肠道不适等症状，心情自然还有些郁闷。也有少数的准妈妈不太适应身体外形的变化，出现焦虑情绪。此时，准妈妈需要放松心情，也需要得到家人的鼓励。

由于外形的变化已经明显，再也藏不住了，周围的人开始注意到准妈妈身体的变化的时候，就是准妈妈公开自己怀孕的最好时机。首先，告知身边的亲人你怀孕的喜事，然后与朋友和同事一同分享怀孕的喜讯，这是很重要的一件事情，因为分享可以让自己充满力量和责任感，增加愉悦感，缓解焦虑情绪，获得正能量。

从第4个月开始，夫妻可以慢慢恢复正常的性生活。

胎儿的变化

胎儿在这个月将长大到如葡萄柚一般大小。胎儿的身长在这个月会翻倍，体重增加4倍左右。简单地说，你们未来的小宝宝生长明显加快，到第4个月结束的时候，身长已经达到12~13厘米，体重也有110克了！

皮肤已经生成，呈暗红色，颜面和体表都开始出现胎毛。当然，还有肉眼看不到的许许多多的变化，三个胚层都在发生着分化。放在X光下观察，骨骼已经清晰可见，手臂可以弯曲，甚至可以看到有的胎儿将手指头放到嘴里吸吮（当然不是每个胎儿都能看到）。

　　准妈妈似乎感觉到胎动，但好像又不确定。不用担心，这个还非常小的宝宝手和脚的力量都还不够强，但在慢慢增强，越来越有力，很快就会让你难以忽略他的存在了。

　　更令人惊奇的是，胎儿可以用呼吸道及肺囊将羊水吸入、呼出，可以将吞咽进肚子里的羊水排出体外。可见，肠道已经具备了一定的制造排泄物的能力，形成了胎便。外生殖器可以显现并可以被B超机观察到了。

　　此时胎盘发育也已完成，功能已经完善，但有些小分子物质如酒精、药物等仍能够通过胎盘到达胎儿，影响胎儿的生长发育，准妈妈要注意。

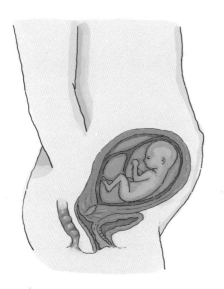

怀孕第4个月的胎儿

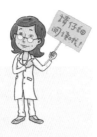

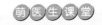

怀孕第4个月的注意事项

定期产前检查，如果发现任何异常，要按照医嘱做进一步的检查。

重视摄入营养素的量和质，以满足胎儿快速生长发育的需要，同时应开始注意铁剂和钙剂的补充。维生素A、维生素D的获得也很重要。

可以适当锻炼，但最好不要太剧烈。骑自行车、走路等是比较合适的运动形式。

谨慎用药，不喝酒，不吸烟，当然更不能用任何毒品。远离射线。

这个时间段对大多数准妈妈来说，可以做血清学无创遗传性疾病筛查了。

怀孕第5个月

准妈妈的感觉与变化

怀孕第5个月也许是整个怀孕时期感觉最美好的阶段，因为此时，早孕反应完全消失，所有怀孕的迹象都展现无遗，准妈妈真正成了所有人目光的焦点，每天都在迎接来自亲朋好友和同事的祝福和问候。他们开始对准妈妈特别关照，让准妈妈感觉自己与众不同，成就感大增。

更为激动人心的是，这个月，医生把听诊器放在腹壁上已经能听到胎儿的心跳了！准妈妈可以非常确定地告诉准爸爸：我们的孩子在子宫里运动了！是的，胎儿在子宫里的运动吹响了里程碑式的号角——我在这里，亲爱的爸爸妈妈！

胎动越来越明显，时时带给准妈妈一种愉悦感，母爱油然而生，感动与期待交织在一起——这是一种无法形容的快感。胎儿在腹中的活动也说明，怀孕的日子已经过半！逐渐长大的子宫紧紧地贴在腹壁上，准妈妈可以感觉到腹部皮肤的紧张感。

在这个阶段，有两个因素使得准妈妈的情绪变得好起来：一是将要成为母亲的自豪感充满身体的每一个细胞；二是内分泌系统发生的变化以及胎盘成熟后分泌的各种激素的作用，不但使准妈妈的身体发生变化，也使准妈妈的情绪变得十分愉悦。胎盘逐渐长大，最后直径大约有20厘米，厚度也达到3厘米。胎盘分泌大量的雌激素和黄体酮，以及其他激素。这些黄体酮抑制子宫肌肉的收缩，保证了胎儿在子宫内的稳定。

这个阶段的准妈妈和准爸爸会更多地关注腹中的宝宝，准妈妈的身体健康也受到更多的重视和关照。而准妈妈的心情和态度是保证腹中小宝宝健康发育的最重要一环。

胎儿的变化

到怀孕第5个月即将结束的时候，子宫已经接近甜瓜般大小，胎儿的体重达到大约340克，身长在20~25厘米，胎儿的心跳也变得更加有力。

此时如果通过B超机仔细观察，会看到一个头很大的胎儿，差不多占到了全身长度的1/3。皮肤表面布满胎毛，出现了头发，皮脂腺开始分泌，汗腺也出现了。四肢变得更长，其长度大约与妈妈的小指头一样。肌肉也开始生长，妈妈能感觉小宝宝的运动更加有力了。

由于胎儿不断长大，子宫的空间变得相对比较拥挤。胎动也十分活跃，宝宝可以从一边转到另一边，再从另一边转回来，身体时时弯曲成C形，头与脚后跟碰在一起，有时还会把手放在嘴里吮吸。宝宝已经开始有规律地睡眠或苏醒，在子宫内的剧烈活动可以让妈妈从睡眠中惊醒。

胎儿器官系统的发育也出现了几个重要的变化：消化系统发育得更加成熟，能够有规律地吸进羊水并形成胎便；肾脏已经发育到可以发挥部分功能，可以排出尿液；中耳成形，胎儿可以听得见声音了，这也奠定了声音早教的基础。此时，胎儿的肺部尚未成形，功能极弱，脱离子宫尚无法生存。

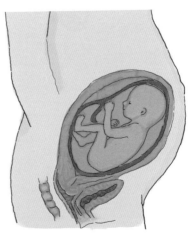

↳ 怀孕第5个月的胎儿

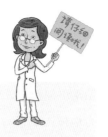

怀孕第5个月的注意事项

仍然定期做产前检查。要按照医嘱进行相应的检查，而不要刻意增加检查的种类，尤其是创伤性检查。如有必要，请告诉医生有关家族疾病史的情况。

继续进食营养丰富（蛋白质含量丰富）的食物，注意补充各种微量营养素，主要是补充相应的钙剂、铁剂、维生素A和维生素D，但不要过量。

保证睡眠，最好不短于8小时；睡眠时以左侧卧位最好，不要仰卧；不要压迫腹部。

健康胎儿的胎动频率为每小时4~100次，准妈妈能感受到的胎动为每小时3~5次。如果胎动每小时低于3次，应咨询医生，或去医院就诊。

注意不要跌倒，一旦跌倒，你的保护性反射所产生的动作无法达到怀孕前的速度，容易造成意想不到的后果。开车外出要更加小心。

怀孕第6个月

准妈妈的感觉与变化

此时，子宫的高度已经达到脐部甚至超过脐部，腹部明显凸出，准妈妈会惊奇地发现并感觉到腹部在急速长大、隆起。胎动更加频繁，胎儿的动作也更大，力量更强，有时会非常有力地撞击子宫的多个地方，因为胎儿已经长好了四肢各个关节。当腹中的小宝宝四肢同时活动的时候，准妈妈可以观察到腹部此起彼伏，此时，如果准妈妈将手放到胎儿活动的部位，宝宝是可以感觉得到的！这是一种特殊的交流方式！这种让人充满幻想的状况会一直持续到分娩前。每天准妈妈和准爸爸在一起的时候，请期待腹中胎儿的活动并用你们的手去感受。

准妈妈可能会感到腰部时时有刺痛，也可能会感到腹部有坠胀感，下背部、臀部、大腿外侧及小腿偶尔会有阵痛、刺痛或者麻木感，有时手也会有麻木和刺痛感。有的准妈妈还会腿部抽筋。由于腹部过度膨胀，局部皮肤的弹力纤维开始断裂，腹部表面出现紫色或淡红色裂纹，称为妊娠纹。有没有妊娠纹、妊娠纹的严重程度均因人而异。阴道会有一些白色分泌物出现。准妈妈偶尔会感觉到子宫似乎在收缩，这是子宫产生的无痛性收缩，几乎每一个准妈妈都会感受到。

胎儿的变化

到怀孕第6个月结束的时候，胎儿的重量在560~680克，身长达到30厘米。

胎儿的皮肤呈粉红色，有褶皱，增加的脂肪储存在皮下组织里，皮下脂肪开始增多，皮肤被皮脂腺分泌的胎脂覆盖，在超声波监测下，胎儿看起来有点"肥胖"，这其实是脂肪堆积的结果。腹中的小家伙看起来越来越有型了。

眉毛、头发可见，指甲及睫毛也开始生长，脸部看起来已经基本像一个婴儿了。

羊水量开始增多。羊水在很早就已经形成，逐渐增多，胎儿的排泄物以及皮肤分泌物和胎儿脱落细胞都在羊水里，羊水像垫子一样保护胎儿。胎儿能吞入羊水，经过胃肠过滤后再输入肾脏，经肾脏过滤后排泄到羊膜腔，产生的胎便仅潴留在肠道不会排出体外，因此，羊水看上去非常干净。

鼻孔已经打开，肺部出现了肺泡，可以看到胎儿开始出现呼吸动作。这个时期如果胎儿娩出，能呼吸并存活数小时，但因为其肺部肺泡发育尚不足以维持在子宫外的呼吸，器官组织得不到足够的氧气，难以长期存活。如果要存活，必须依靠呼吸机的协助且需要很好的营养支持和其他非常好的医学条件的辅助。

在胎动增加的同时，胎儿开始出现一些复杂的行为表现，如抓握动作、扮鬼脸、皱眉头、吸吮拇指／脚趾等。小家伙已经可以任意转动，时常改变胎位。胎儿的活动随着母亲的节奏和声音改变而会有变化，胎儿与外界的交流也更频繁。因此，准妈妈的情绪已经可以较为明显地影响胎儿的发育。

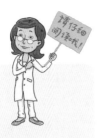

怀孕第6个月的注意事项

这个月的胎儿已经几乎具备了作为人的所有特征，包括听觉和感觉。准妈妈的声音大小、情绪、活动量和强度，外界的灯光、说话声、剧烈声响等都可以直接影响胎儿的反应。这是准妈妈需要调整生活节奏和情绪反应的重要时刻。

准妈妈的情绪会通过激素分泌的改变影响腹中的胎儿。如果准妈妈出现情绪紧张和不安、烦躁难忍、大声呵斥、哭闹叫喊，身体会产生一种化学紧张因子，这种因子会穿越胎盘到达胎儿体内，使胎儿正在发育的神经系统受到影响。如果只是偶尔发生，对胎儿影响不大；如果经常这样，胎儿接收到的信息将形成一种条件反馈，极不利于其生长发育，尤其可能波及某些与基因编程相关的改变，使其在出生后表现为情绪不稳定。

可见，准妈妈保持快乐、情绪平稳是最有利于胎儿发育的。要学会调节自己的生活节奏，调整好自己的情绪，为腹中胎儿的发育营造最佳的环境。

轻音乐、欢快的曲调，可以让腹中的胎儿安静下来，仔细凝听；而剧烈的音响和突发的轰鸣会刺激胎儿，准妈妈会感受到小家伙情绪的改变，不停地踢撞准妈妈的肚子，烦躁不安。由于胎儿已经可以将感觉和声音联系在一起，这个时期也是进行声音胎教的好时机，准妈妈和准爸爸都要保持情绪平稳，积极与胎儿进行交流，如说话、读诗、唱歌、听轻音乐，等等。

继续食用营养丰富的食物。此阶段要进食纤维含量丰富的食物，预防便秘的发生。总热量要适当，不要吃得过多，将孕期体重控制在正常增长范围内。如果便秘，不要轻易服用泻药；如果出现反酸，也不要轻易服用抗酸药。如果必须服用，一定要遵医嘱（防早产）。适当的锻炼是有利的，但时间不要太长，一次20~30分钟即可，可帮助缓解或预防腰痛，最好穿低跟鞋或者平跟鞋，一次站立的时间也不要太长。

在此时期要继续进行定期产检。检查胎儿的大小和身长；监测准妈妈的体重和血压，妊娠体重增加过快会对胎儿产生不利影响，也容易导致妊娠高血压综合征，要在早期发现和预防；尿液检查可以排除感染，监测尿糖，预防妊娠糖尿病；听胎儿的心跳可以判断胎儿的健康状况；按照产科医生的计划，可做超声检查，了解胎儿的发育情况。

准妈妈还要及时与产科医生交流自己的感觉和每个阶段所应关心的问题。

已经有很多的研究发现，虽然孕期妈妈的情绪不能完全决定宝宝的性格，但孕期妈妈的情绪与腹中宝宝未来的个性之间是有一定的关系的。焦虑的妈妈生出的孩子可能很容易发生焦虑；而较少焦虑、经常处于愉悦状态的妈妈生出的宝宝情绪比较健康，反应更加正向，更讨人喜欢。所以，请准妈妈从胎儿有了感觉和听觉时开始，保持乐观豁达的态度和愉快的心情。

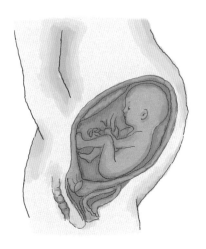

怀孕第6个月的胎儿

产前诊断

产前诊断是一件非常严肃的事情，关系到未来宝宝的健康，要认真对待。

孕中期：怀疑胎儿有问题时怎么办？

到了孕中期，胎儿进入生长发育比较快速的阶段，已经完全成形，四肢健全，头也开始长大。这个时期，特别令准妈妈和准爸爸兴奋，因为肚子里的宝宝好像每天都在长大，每天都在"跳舞"！

这个阶段的胎儿生长发育很快，器官系统的发育也在孕中期基本完成。这个时期也是发现胎儿各种问题的关键时期。一般说来，孕中期要进行一次或两次B超检查，孕妇的情况不同，检查的次数是不一样的。如果进行产前筛查（即常规B超）没有发现任何问题，就只需要做一次；如果发现胎儿有可疑的问题，就有可能再做一次。

那么，有哪些手段可以用于产前诊断？

先复习一下产前筛查。发现胎儿异常的筛查手段通常是通过B超检查、抽血进行染色体检查和微创或无创性母血胎儿游离DNA测序，分析胎儿非整倍体染色体，以初步发现是否有染色体疾病的可能。

一旦怀疑胎儿异常，就要进行产前诊断。产前诊断时才需要抽取羊水进一步排除或诊断胎儿的相关疾病。

目前，通过产前筛查和诊断可以明显降低胎儿出生缺陷的发生概率。准爸妈在预见胎儿可能有某种异常时，不必惊慌或者立即就处理，而是要同产科医生和遗传学专家一起进一步明确是否真的异常，是什么类型的异常，最终决定是继续妊娠还是做人工流产或引产。随着现代医学的发展，很多先天异常都是可以治愈的，比如先天性心脏病。

产前诊断与产前筛查有何不同？

产前筛查与产前诊断是不一样的。一般说来，要先做产前筛查，筛查的结果提示胎儿有可疑问题或者符合产前诊断指证的准妈妈，才需要进一步做产前诊断。就是说，大部分准妈妈是不需要进行产前诊断的，只需要做产前筛查。

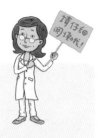

萌医生课堂

什么是产前诊断?

产前诊断是由生物相关的学科和医学的不断发展而建立起来的新型技术，已经成为一个非常重要的专业。

产前诊断又称胎儿宫内诊断或出生前诊断，完整的概念是指在胎儿出生前通过遗传学咨询、母血生化和免疫学筛查以及影像学检查，对高风险胎儿进行遗传学检测，明确诊断，对某些诊断为严重先天缺陷和遗传性疾病的胎儿进行选择性人工流产或引产，淘汰有畸形或携带异常基因的胎儿（这一点不是绝对的，在符合伦理的前提下，完全由准爸妈决定是否进行）。对可治性胎儿疾病，选择适当时机进行宫内治疗，达到降低出生缺陷率、提高优生质量和人口素质的目的。对于诊断出畸形且不能进行宫内治疗的胎儿，有些也可以在出生后进行矫正或治疗。

从广义上说，产前诊断涉及临床多个学科，如妇产科、儿科、放射科、超声影像科、检验科、生殖科、遗传学诊断或优生优育科等，还包括生化学、免疫学、影像学、遗传学等检查。高风险的准妈妈应该进行相关遗传学咨询和诊断。

目前我国大多数医院将遗传学诊断设在产前诊断科。所以从狭义上说，产前诊断就是对遗传性疾病，特别是染色体数目或结构异常所致的严重遗传性疾病和常见的单分子遗传性疾病开展的遗传学诊断。

胎儿出生缺陷的预防包括三级预防。一级预防是不发生异常妊娠，让准妈妈怀上健康的胎儿，也就是杜绝胎儿出生缺陷的源头；二级预防是在妊娠期发现有异常的胎儿，及时进行诊断和相应的处理，如宫内矫正；三级预防是胎儿出生后才发现，再进行治疗。一些不可能在宫内被确诊的遗传代谢病需在胎儿出生后进行诊断和治疗，如苯丙酮尿症、甲减、耳聋等。每一级预防都离不开遗传学咨询和相应的检测手段。

准妈妈准爸爸可能会问：我是不是高危状态？我需要做产前诊断吗？下面我们就和准妈妈准爸爸讨论这个问题。

哪些疾病可能在孕期被检查出来？

遗传性疾病和先天畸形有近万种，能够在产前诊断出的疾病并不多。通过产前诊断，只有部分先天性遗传性疾病可能被检查出来。做产前筛查，更重要的目的是对常见的遗传性疾病和畸形进行排查，否则，如果所有的准妈妈都做产前诊断，会极大地浪费资源，费用也将十分昂贵。

一般说来，常见的严重的体表畸形、染色体异常以及部分酶的缺陷或异常、基因异常可以在产前被诊断出来，但即使是可以被诊断出来的畸形和遗传性疾病，也不可能百分之百地保证诊断准确无误。这是因为任何诊断手段都不是百分之百准确和有效，况且我们只能通过母体来进行相关的检测。

开启孕育生命的征程

哪些准妈妈必须做产前诊断?

建议有以下情况的准妈妈做产前诊断:

- 怀孕时年龄大于35岁(含35岁);
- 血清学筛查阳性的准妈妈(孕早、中期筛查唐氏综合征或神经管缺陷阳性);
- 准妈妈或家属成员中有先天性遗传性疾病;
- 有染色体异常胎儿妊娠史;
- 夫妇一方为染色体异常者;
- 准妈妈曾生育过无脑儿、脊柱裂或其他先天畸形的患儿;
- 有智力障碍或出生缺陷家族史;
- 有多次流产或死产史;
- B超检查胎儿发现异常(胎儿畸形、羊水过多、羊水过少、胎儿发育异常等);
- 不孕;
- 与种族相关的单基因突变携带筛查,如地中海贫血、G6PD缺乏(一种酶缺乏)、PKU(苯丙氨酸代谢缺陷)、DMD(一种遗传性肌营养不良)、遗传性耳聋等;
- 夫妻为近亲婚配;
- 夫妻十分担忧、焦虑,要求做检测;
- 怀疑有宫内感染(弓形虫、巨细胞病毒、风疹病毒、单纯疱疹病毒感染等);
- 准妈妈怀孕早期接触过可能导致胎儿先天缺陷的物质(如药物、放射线等)。

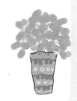

准妈妈可以对照这些情况，判断一下自己是否需要进行产前诊断。目前遗传学检查方法尚不适用于因药物、酒精、食物、化学品、感染（细菌、病毒）、辐射等环境因素造成的问题，但如果有这些可疑因素，就有必要进行遗传学咨询并积极进行监测，尤其是进行影像学检查。当准妈妈的状况符合两条以上的情况时，更应该考虑。

产前筛查和产前诊断都是一种预防和诊断疾病的手段。准妈妈和准爸爸不要一直担心忧郁。用平静的心情去面对，做好每一步，愉快地生活，这才是真正为未来的宝宝着想。

最常见的妊娠合并症对胎儿的影响

妊娠期，有部分准妈妈可能出现妊娠合并症，而有些妊娠合并症可能影响胎儿的生长发育。因此，不但需要预防妊娠合并症的发生，而且一旦发生，要积极采取措施减少对胎儿生长发育的影响。

妊娠糖尿病

妊娠糖尿病包括三种情况：第一种是孕前母亲已有糖尿病；第二种是孕前母亲可能有隐性糖尿病，怀孕后才表现出症状；第三种就是因为怀孕而出现的糖尿病，大部分在分娩后2~3个月，糖尿病的症状就完全消失。已有报道，少数第三种情况即妊娠糖尿病的母亲在症状已经消失多年后，又会出现糖尿病复发的现象。

一般说来，有以下几种情况的女性怀孕后容易患妊娠糖尿病：过度肥胖的女性，有糖尿病家族史的女性，年龄超过35岁且曾经生产过巨大儿或出生缺陷儿、死胎的女性，羊水过多的女性，患高血压、高血脂或吸烟的女性。

糖尿病的症状一般在孕中期出现较多。发生妊娠糖尿病要引起重视，目标是将血糖控制在正常范围。血糖持续增高对胎儿主要有四个方面的影响：

（1）容易出现巨大儿。胎儿出生体重超过4千克，脂肪堆积不对称，体积过大，影响从阴道自然分娩。这种巨大儿的发生与准妈妈体内的糖代谢异常有直接关系。研究发现，部分巨大儿成年后发生糖尿病的概率上升，成为代谢综合征患者。

（2）胎儿发生畸形的概率升高，为正常孕育胎儿的2~3倍，包括心血管系统、中枢神经系统、骨骼以及胃肠系统的畸形。

（3）新生儿因为糖代谢相关的激素水平暂时异常，容易发生低血糖，或出现重度黄疸，要密切观察。

（4）糖尿病导致子宫血管功能变差，故胎儿出生后容易发生暂时性新生儿呼吸窘迫综合征，其发生的概率是正常儿的5~10倍。

因此，有高危因素的准妈妈一定要在医生的指导下积极预防妊娠糖尿病的发生，一旦发生，要积极控制病情，控制血糖水平，尽可能地减轻对胎儿的影响。建议进一步咨询产科医生，必要时看内分泌科医生。

妊娠高血压综合征和子痫

妊娠期血压升高的情况比较多见。一旦发生高血压，就可能导致妊娠期肾脏疾病、心脏问题以及发生子痫。

妊娠高血压综合征的自我监测和影响

妊娠期发生的高血压，医学上叫作妊娠高血压综合征（简称妊高征），发生的时间多在妊娠20周以后。除了体检测血压，准妈妈怎样观测自己的血压？

发生高血压的准妈妈通常表现为：水肿——下肢和眼睑水肿。血压升高会引起头晕、头痛、视力模糊或者呕吐，同时可能出现尿液浑浊，即可能有蛋白尿，需做尿常规检查确定。高血压、水肿、蛋白尿这三大症状又称为三大症候群。如果血压进一步增高，则可能发生妊娠子痫，严重时发生心肾功能衰竭以及昏迷，最严重的后果是母婴死亡。

有以下情况的准妈妈要极力避免妊高征的发生：

- 第一次怀孕，年龄大于35岁；
- 体形肥胖；
- 羊水过多；
- 多胎妊娠；
- 处于妊娠后期（30周以后）；
- 孕妇本身患有心血管疾病、糖尿病或者贫血；
- 有高血压家族史。

妊高征对胎儿的影响在临床上主要有：胎儿宫内发育迟缓，出生时体重低；容易发生早产或者死胎。对所有的准妈妈和准爸爸而言，这都不是一个好消息。所以，将准妈妈的血压控制在一个合理的范围内是最佳的预防措施。

关于子痫

子痫，指因血压升高而导致的准妈妈抽搐。什么情况下可能出现子痫的临床表现？发生过程是怎样的呢？

首先，准妈妈会发生严重高血压。所谓严重高血压，是指血压上升很快，舒张压超过160毫米汞柱，收缩压超过100毫米汞柱，甚至更高。严重高血压时，可发生胎盘早剥，即胎盘从附着的子宫内膜面剥离，导致子宫出血，极大地增加准妈妈因突然大出血死亡的危险性。

当高血压十分严重，血压未能得到很好的控制，持续在或超过160/110毫米汞柱时，全身水肿加重，同时可伴有视力模糊、头痛、头晕等症状。这些表现通常是发生子痫的先兆，临床上称"先兆子痫"。

先兆子痫如果不及时处理，继续加重，就可能发生子痫。发生子痫时，准妈妈突然剧烈抽搐，陷入昏迷。此时，不仅危害准妈妈的生命，对胎儿的威胁也成倍增加。子痫发生后，胎儿发生宫内窘迫（宫内缺氧）的可能性大大增加，对胎儿出生后的发育将产生不利的影响（虽然不是所有的宝宝都会受到影响）。

因此，怀孕期一旦血压升高，不能随便乱用药，要在医生的指导下进行规范化治疗，随时监测并控制血压，将血压控制在安全范围内，最好在正常范围内，预防先兆子痫的发生。最好在有症状时及时就诊。

妊娠抑郁症

有10%~15%的准妈妈被确诊过妊娠抑郁症，或轻或重。抑郁症产生的原因主要是压力过大、情绪紧张以及各种不良情绪影响。但有些准妈妈的抑郁症找不到原因。妊娠抑郁症会严重影响准妈妈的情绪、膳食、睡眠以及其他疾病的治疗效果。部分妊娠抑郁症的准妈妈可能通过酗酒、吸烟以及吸食违禁药品等方式予以排解，甚至出现自杀倾向。出现此种情况时，将会极大地影响胎儿的生长发育，导致胎儿生长迟缓。准妈妈还可能发生意外。

妊娠抑郁症的早期发现是关键。准爸爸如果发现准妈妈的情绪出现问题，要密切观察。对待患妊娠抑郁症的准妈妈，

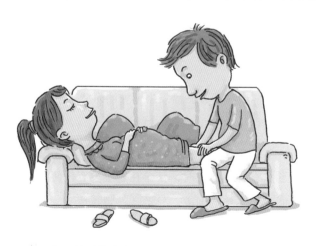

↳ 相互关爱的夫妻

关键是给予理解和关怀，不能责怪甚至打骂。与妊娠抑郁症的准妈妈进行耐心的交流非常重要，咨询心理医生也是不错的选择。必要时，准妈妈可以适当服用药物缓解症状。严重的抑郁症准妈妈，要时常有人陪伴在身边，或照顾，或安慰，或交流，还要注意抑郁症准妈妈的安全，防止发生意外。

前置胎盘

前置胎盘是妊娠比较常见的合并症。前置胎盘对孕妇的威胁是胎盘提前剥离时发生大出血，或者在生产过程中发生大出血，威胁生命；对胎儿的危害是早产，或者胎儿死亡。

什么是前置胎盘？

通俗地讲，就是指胎盘附着在子宫颈口的位置，而不是附着在子宫体部。如果胎盘只是部分覆盖子宫颈口，另一部分附着在子宫体部，称为部分性前置胎盘；如果胎盘将整个子宫颈口覆盖，则称为完全性前置胎盘。试想，当子宫收缩的时候，或者猛烈的撞击冲击波到达子宫颈口导致子宫颈口大小改变的时候，就会拉扯胎盘，剥离胎盘附着部位，造成胎盘破裂，血窦撕裂，血液涌出。前置胎盘发生率大约为5%。但由于目前做过人工流产而怀孕的比例上升比较快，前置胎盘的发生率也明显上升。

前置胎盘在受到冲击时，甚至在完全没有任何刺激的情况下，都可能发生突然的剥离，导致意外紧急情况。故当准妈妈被确诊为前置胎盘时，在孕中、晚期特别是最后两个月，要避免剧烈运动，避免跌倒，避免对腹部的冲击。在妊娠后半期，如果出现无痛性出血，就要高度重视，立即去医院处理。

由于诊断技术的进步，前置胎盘可以在比较早的时候就得到确诊。治疗前置胎盘的目标是预防准妈妈出血和减少胎儿早产的危险。如果有出血的风险，建议准妈妈卧床休息或者减少活动。根据前置胎盘的严重程度，并结合准妈妈的全身情况和胎儿的情况，产科医生会决定什么时候、以何种方式娩出胎儿。

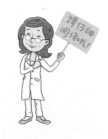

给准妈妈的忠告

虽然以上提及的妊娠期疾病可能影响胎儿的健康，对宝宝出生后的生长发育可能带来不利的影响，但基本上都是可以预防的。

首先，准妈妈和准爸爸要有预防的意识，知道应该采取什么样的措施来避免这些病症的发生；其次，只要自觉地接受产科医生给予的指导，采取正确的方法控制疾病的发展，准妈妈的身体和精神就可以处于较好的状态，进而减少以上妊娠期疾病给胎儿带来的不良影响。

因此，抱着积极乐观的态度去面对发生的问题，才能避免带来更多的问题。

腹中胎儿健康成长的三要素

　　妊娠中期，胎儿进入了一个器官系统不断发育健全的时期。胎儿在子宫内的健康发育，对其出生之后的健康起着决定性作用。我们在儿科临床上见到一些宫内生长发育迟缓的宝宝，他们出生时就发育不良，属于小于胎龄儿，他们出生后比在宫内发育良好的宝宝有更多的生长发育方面的问题。

　　萌医生以自己的临床经验提醒准妈妈和准爸爸从以下几个方面促进胎儿在子宫内健康发育。如果准妈妈和准爸爸能够在孕期日常生活中给予一定的重视，对未来宝宝的健康是很有帮助的。

　　准妈妈的健康—— 充足而合理的营养

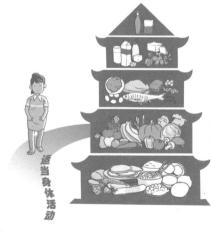

孕中、晚期平衡膳食宝塔

植物油 20~25g
盐 6g

奶类及奶制品 250~500g
大豆及坚果 60g

鱼、禽、蛋、肉类
（含动物内脏）200~250g

蔬菜类 300~500g
（绿叶蔬菜占2/3）
水果类 200~400g

谷类薯类及杂豆 320~450g
（杂粮不少于1/5）
适量饮水

适当身体活动

　　孕中、晚期平衡膳食宝塔

胎儿要健康，首先准妈妈要健康。在经历了孕早期的早孕反应以后，孕中期就应该重视食物摄取了，包括食物的质和量两个方面。保证准妈妈的健康不是吃得越多越好，而是获得充足而合理的营养，胎儿才能获得生长发育所需的营养。

关于孕中、晚期平衡膳食宝塔的解释

用金字塔可以描述人体每天对各种营养素的需求。而孕中、晚期平衡膳食宝塔是中国营养学会妇幼营养分会发布的针对所有怀孕中、晚期的准妈妈的。下面两层是植物性食物，包

● 谷类：第一层是谷类，为7~9份，每份相当于50克米饭或50克馒头，是摄入的主食。

● 蔬果类：第二层是蔬菜类和水果类，正常情况下每天应进食3~5种总量在500克左右的蔬菜，进食200~400克2种以上的水果。

● 蛋白质类：第三层包含各种肉食、蛋类，总共不超过500克，可根据个体化口味选择。

● 奶类和豆类：第四层含奶类及奶制品250~500克，是指牛奶或其他奶制品，建议牛奶不少于300毫升；大豆及坚果60克相当于200毫升豆浆，或两小块豆腐，加上各种坚果10~20克。

● 脂肪类：第四层是每日所需脂肪，每天进食各种油脂不超过25克，盐不超过6克。

● 每天还需至少喝1200毫升水。

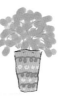

括谷类、蔬菜类和水果类。上面三层是蛋白质类（含动物和高蛋白植物）和脂肪类。

以上是针对正常孕中、晚期准妈妈规定的营养总量和相应的比例。平衡膳食宝塔的组合和建议摄取量适用于所有这个阶段的健康准妈妈。而每一部分摄取的量，每个人要根据自己的身高、体重、日常活动量的多少而定，最好能维持一个合适的比例。

在怀孕期间，蛋白质的摄取量应该多增加一些，可以多吃一些瘦肉，多补充奶制品和豆制品等。另外，多吃水果可以补充各种维生素，尤其是维生素C。孕期也要多喝水，每天约需2000毫升，可以增强血液循环，促进新陈代谢。

孕期摄入足够的能量与蛋白质的意义

已经有大量的研究证明，胎儿体重生长速率（可以理解为生长速度）主要受母体总能量摄入的影响，而身长和头围生长则更多受到蛋白质摄入的影响。

身长体现胎儿的线性生长，头围增长与大脑发育相关，直接关系到胎儿日后的运动、认知、情感、社交等方面，也与创意能力的获得相关。所以，准妈妈除摄入足够的能量外，总能量中蛋白质摄入的比例不能低于30%，以保证胎儿获得足够的优质蛋白质。监测准妈妈的体重可以评估能量摄入是否均衡。

孕期饮食强调的是一日三餐要均衡，餐间可以适当加餐，如水果、点心等，既可以保证营养充足，又控制了总热量，让怀孕期间的体重增长在合理的范围内。大家要慢慢改变"怀孕吃得越多越好"这一不正确的饮食观念，暴饮暴食不利于准妈妈的健康，偏食挑食不能满足准妈妈和胎儿的营养需要，更不利于胎儿的生长发育。因此，孕期需要注重营养素的全面摄入，并同时进行体重监测。

萌医生课堂

孕期应额外补充的营养素

在怀孕期间，由于胎儿生长发育的需要，与非孕期成年女性相比，准妈妈每天需要额外补充营养素。这在孕中、晚期平衡膳食宝塔中已经体现。

多摄入300~500千卡的热量（通过平衡摄入营养素获得，而不是单纯增加碳水化合物的摄入）、25克蛋白质、800毫克钙、0.4毫克叶酸（怀孕前三个月开始补充，可服半年，即到怀孕后三个月为止）、40毫克铁。

其实，每天要额外补充热量和蛋白质，只需要多喝一杯酸奶，并多吃170克鱼肉（或者替换成其他营养成分相当的食物）就实现了，其中也含有200~300毫克的钙。这样，只需要再额外服用1片500毫克的钙片及一片300毫克的硫酸亚铁，或者蛋白琥珀酸铁15~30毫升（40~80毫克三价铁），或者右旋糖酐铁颗粒两袋（含元素铁50毫克）。

孕期食物中微量营养素的摄入非常重要，要重视并在每日膳食中执行。

准妈妈的心情——心理调节与生活节奏

过了孕早期，准妈妈的肚子开始一天天大起来，身材也变得与以前不同。对准妈妈而言，调节好生活节奏成为一件重要的事情。

由于怀孕，准妈妈得到了丈夫、婆婆和自己妈妈更加无微不至的照顾和关怀，感觉自己就像宇宙的中心。是的！这种感觉真的非常特别，同时这也是让自己的心情愉悦起来的极好时机。在怀孕第4个月末或者第5个月的时候，准妈妈将第一次感觉到胎动！这更是一种奇妙的感觉。

除了每天都有不一样的美好的感觉，准妈妈的心情也可能出现一些变化：感觉自己的身材变化太大，有些甚至不愿意挺着大肚子出去社交。还有一些准妈妈开始心神不宁，望着日渐增长的腹部发呆，希望待在家里，哪里都不去。有的准妈妈每天为自己腹中的胎儿是否健全而感到焦虑，或者担心自己的饮食问题。这些其实都是孕期潜在的焦虑心理在起作用。不过大多数准妈妈是可以克服这些焦虑心理的。

孕中期需要积极调整心态，开心地生活，克服孕期的焦虑情绪，甚至是恐惧感。具体做法如下：

首先，让自己平静下来，不要急躁。平静的心情可以抵御很多不良的感受，同时也让自己的注意力转移到重要的事情上来。

其次，要清楚地知道孕妇特有的魅力和美丽，要为自己逐渐长大的肚子感到骄傲和自豪——你正在孕育一个新的生命！没有比这个更伟大的事情了！怀孕也是大多数女人必经的生理过程，让自己的心情真正地愉悦起来：怀孕的女人是最美丽的。

最后，还要保持积极的生活态度，作息规律，保证每日的营养摄入量。这对腹中胎儿的健康发育非常重要。

发挥准爸爸的作用

准爸爸在准妈妈身边应该发挥积极的作用，这是准妈妈保持愉快心情的源头。因为性格和性情不同，准爸爸的态度和投入程度其实是因人而异的。但只要热爱生活，期盼健康可爱的小生命的诞生，不管什么性格的准爸爸都可以做得很好。

大多数的准爸爸对准妈妈日渐凸起的肚子及肚子中的小生命都会感到兴奋，对即将成为人父感到十分喜悦，甚至十分好奇，因而对怀孕的妻子百般迁就，关怀备至，身体和感情都参与到了妻子怀孕的全过程中。

另有部分准爸爸则认为怀孕是一个神秘而复杂的过程，是妻子的隐私。这些准爸爸表面上看起来对怀孕这件事没有表现出特别在乎或者关心，其实内心对自己不了解怀孕这件事感到有些自责，暗中关心着怀孕妻子的一举一动，一旦妻子出现什么事情，他就会十分着急，手足无措，但总是会积极协助处理。

只有极少数的准爸爸，没把妻子怀孕当回事，仍然我行我素，漠不关心，只等转正做爸爸。

怎样才能让准爸爸参与到怀孕的过程中？

首先，怀孕后的准妈妈要时常与准爸爸分享怀孕的感受，要经常用"我们有了小宝宝""我们的孩子"之类的话与他沟通感情，让准爸爸被感染，也主动参与到怀孕这件事情中来，与自己共享孕育生命的快乐，并体验做准爸爸的喜悦。

其次，可以随时将自己的发现或者感受告诉他，如感觉任何的不适或第一次感受到胎动以及为宝宝准备衣物和用品，共同为宝宝取名字、猜想未来宝宝可能像谁，等等。尽量配合准爸爸的时间，让准爸爸陪着上医院做孕期检查，共同决定与宝宝有关的重大事情。只有参与到怀孕过程中的准爸爸才可能更投入，更多地关心准妈妈和未来的宝宝。

另外，准妈妈在接受产前培训时，也尽量让准爸爸一起参加，在他了解了更多的有关怀孕和分娩的知识后，会更多地知道妻子经历的变化，才不会因妻子怀孕而遭受了冷落感到不高兴，而是更多地体贴怀孕的妻子，这样家庭才会更加和谐。肚子中的小生命也是能够感受得到准爸爸的参与的！

与大自然亲密接触

怀孕期间准妈妈和准爸爸保持与大自然的亲密接触，有几大好处：一是可以呼吸大自然新鲜的空气，观赏美丽的自然风景，还可以适当锻炼；二是大自然常常可以让准妈妈甚至准爸爸焦虑不安的情绪得到缓解，让内心变得平静。与大自然进行心灵的交流能舒展我们疲倦劳累的身心，使我们得到一种只有在大自然的环境中才能感受到的持久的安宁。这种良好的感受传递给腹中的胎儿，对胎儿的生长发育和夫妻孕期的生活都非常有益。

因此，怀孕后的准妈妈不要因为自己怀孕而只待在家里，要更加乐观豁达，抽出时间去郊外散步，去欣赏大自然的风光，与阳光山水接触，让大自然帮助你保持愉快的心情。

胎教——重要的启蒙

关于胎教，有不同的说法和观点。胎教，是一种让大家容易理解如何与腹中宝宝进行交流的说法，不必计较名称的科学性。

从儿科医生的角度看，胎教是利用外界有利环境刺激胎儿发育的一种自然过程，也是准妈妈准爸爸与腹中的胎儿尽早建立亲子关系的一种方式和途径，更是尽早与腹中胎儿交流的一种有效形式。胎教一般指用有益于胎儿发育的良性刺激起到"教育"胎儿的作用，但实际上，一些不可避免的负面刺激也会刺激胎儿发生一些改变，如准妈妈的不良情绪刺激、各种噪声刺激等。我们的目的是减少甚至杜绝有害刺激，提供有效有益的刺激，促进胎儿的正常发育。这种胎教始于胚胎形成前，结束于胎儿娩出后。

为什么说胎教是始于胚胎形成前？萌医生认为，胎教的基础是情感和身体的交流，而不仅仅局限于语言、声音和抚摸。情感产生的"快乐因子"不断改变着怀孕前后的妈妈身体的内环境，为胚胎的形成和着床提供了所需要的全部精神和物质基础。因此，胎教始于胚胎形成前。

在胚胎形成后，准妈妈身体产生的"快乐因子"已经开始浸入胚胎细胞，促进其不断地健康分裂、再分裂和发育成形。准妈妈的情感、情绪、态度和身体的内环境就是早教的开始。

胎儿成形后，尤其是器官系统的发育成形，奠定了父母与胎儿进行声音、动作交流的基础。此时，将胎教融入日常生活中并形成习惯就非常必要了。有意识地与腹中的胎儿进行情感（准妈妈积极快乐的情绪）、声音（外界的语言、音乐等）、动作（腹部抚摸、妈妈的运动）等方面的交流，是准妈妈和准爸爸的重要功课。但如何才能建立有效而且良好的亲子关系，促进胎儿的发育呢？

胎儿能够听到什么？感觉到什么？

研究胎儿行为发育的专家认为，至少从怀孕的第6个月起，胎儿就已经能够觉察到外面世界的一切并受到环境的影响了。当准妈妈说话时，声音会使胎儿发生相应的运动。胎儿会逐渐熟悉妈妈的声音（出生后听到妈妈的声音产生的亲切感是宝宝重要的安全感基础）。当听到剧烈的声响时，胎儿会猛烈地踢撞准妈妈的肚子。

研究者还发现，当增加羊水的含糖量时，胎儿会以成倍的速度吞食，但当在羊水里加入酸的味道时，胎儿吞食的速度就减慢，这是胎儿味觉已经发育的证据。

研究者用影像技术观察到：当在外面刺激妈妈的腹部时，胎儿的面部表情发生变化，眯起双眼或扮鬼脸；当用灯光突然照射妈妈的腹部时，胎儿会被吓一跳，胎动也会增加。

可见，准妈妈腹中的胎儿在孕24周以后已经能够接收到很多外界信息了，拥有听觉、触觉和味觉。这就是大家认为可以用声音、动作等进行胎教的发育学基础。用良性刺激促进胎儿的发育，避免恶性的不良刺激伤害胎儿，都很重要。

可见，胎教的"教"字，意义十分广泛，也与我们平常谈到的"教"有所不同。由于准妈妈和胎儿之间通过脐带将身体连接在一起，故两个人很自然地产生了一种紧密的联系。准妈妈的健康（如营养直接输送给胎儿）和情绪（影响血液循环和肌肉收缩）都可以传递给胎儿，影响到胎儿。知道了这一点，准妈妈就要充分利用身体与胎儿之间的这种独有的联系枢纽，用自己健康而愉悦的情绪去促进胎儿的健康发育。

准妈妈在实施胎教中起着核心的作用

准妈妈高质量且合理的营养摄入，平静的心情，轻松的心态，对生活的热情，甚至对工作的投入和专注，都会带给胎儿正面的影响。但当准妈妈出现营养不良、烦躁不安、愤怒、恐惧、焦虑等状况，常常处于抑郁的情绪之中时，胎儿的发育也会受到相应的影响。如果准妈妈常常处于有压力的紧张状态并且不能有效缓解，身体内就会分泌一种叫作儿茶酚胺的激素，这种激素的增加会慢慢地影响胎儿的情绪，胎儿的神经系统就可能对外界的刺激做出过度的反应。研究显示，讨厌怀孕和对自己肚子里的孩子没有感情的准妈妈，更有可能生产出情绪有问题的孩子。

在实践中还发现，怀孕期间坚持工作、开动大脑的准妈妈，只要能够自我疏解工作压力，保持心情平静、愉悦，胎儿就可以发育得很好，甚至比那些总是待在家里保胎的准妈妈的胎儿发育得还要好。这就说明，准妈妈的心情很重要，成就感和满足感对准妈妈身体产生的良性刺激对胎儿的生长发育可能有着极为重要的作用，虽然机制并不是非常清楚。

另外，利用胎儿已经具备的听觉、感觉能力，还可以有意识地做一些有益于胎儿生长发育的安排。例如，准爸爸和准妈妈经常与胎儿交谈，告诉腹中的小宝宝你们对他的爱和期待，向他叙述你们白天经历的快乐的事情。或者，准妈妈和准爸爸一起唱歌，给胎儿朗诵诗词，把你们愉快的心情带给胎儿。准妈妈在说话、唱歌或者朗诵的时候，还可以同时轻轻抚摸腹部。当然，播放音乐也是非常好的，最好是轻音乐、欢快的音乐。需要注意的是，胎儿似乎更喜欢准妈妈和准爸爸的声音。

虽然准爸爸不能直接影响到胎儿，但在胎儿的个性形成方面也可以发挥很好的作用，这种作用是通过与准妈妈的互动而间接产生的，是通过与胎儿的语言交流产生的。因此，幸福的婚姻对胎儿的发育产生良好的影响。经常吵闹的夫妻只能对腹中的胎儿输送不良的刺激。

为了腹中的宝宝，准爸爸和准妈妈要一起营造快乐的家庭氛围。

爱就是最好的胎教。

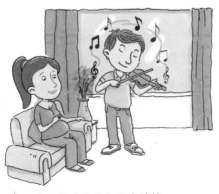

↳ 准妈妈准爸爸与日常胎教

·怀孕第28~40周（孕晚期）·

孕晚期准妈妈及胎儿的变化

孕晚期是指怀孕后第28周至第40周，即怀孕第7个月开始至怀孕第9个月结束。这个时期，是准妈妈和准爸爸充满期待、迎接新生命到来的愉悦期。从现在开始，我们可以称呼胎儿为宝宝啦！

怀孕第7个月

准妈妈的感觉与变化

进入孕晚期，准妈妈的肚子越来越大。子宫已经到达肚脐和肋骨中间的位置，犹如篮球大小。由于长大的子宫对周围的压迫，静脉回流受到一定的影响，有的准妈妈站立时踝关节或脚部出现肿胀，躺下时又慢慢消失。若下肢肿胀时间超过24小时或者手部、面部等多部位出现肿胀，应该告知你的医生。准妈妈感觉胎动更加频繁而激烈，而且胎动多发生在晚上。准妈妈的睡眠会受到一定的影响，时常因为宝宝的胎动而被惊醒，出汗也明显比平时多。准妈妈身体的重心自然前移，腰部曲度增加，容易出现腰部酸痛，走路稍显困难。准妈妈之间的差异也会很大，有的准妈妈走路稍快时，会感觉到心累，呼吸短促，但有些准妈妈即使到了分娩前仍然感觉很轻松。有的准妈妈会感到假性宫缩，这是一种正常现象，但如果每天出现5次以上的宫缩，应该告知你的医生，得到他们的指导。

胎儿的变化

这个时候宝宝的体重可以达到900~1300克，身长也到了35厘米左右。就是说，宝宝这个月可以长差不多450克，平均每天增加15克！

宝宝的上下眼睑可以开合自如，能睁眼和闭眼。视觉、听觉、嗅觉、味觉已经出现。脸形已经完全像人一样，皮下脂肪增加，所以皮肤褶皱似乎平整了一些，但仍然有很多的褶皱，像个小老头。

由于宝宝的四肢长得更长，功能更完善，胎动也变得更加协调、多样。宝宝可以在妈妈的肚子里翻跟斗，非常自如地吸吮手指。

宝宝的神经系统已经相当发达，神经纤维被一层叫作"髓鞘"的脂肪层包裹起来，神经冲动传导变得更加迅速（虽然髓鞘还没有完全发育）。而且，在这个月，胎儿的大脑发育也非常快，不仅大脑组织重量增加，而且形成一些皱襞，我们把这种皱襞叫作"沟回"。沟回是人类大脑的特征之一，可以想象，沟回越多，大脑皮层的面积就越大。

宝宝的呼吸、吞咽、体温调节中枢已经发育完备。更重要的是，肺部不仅肺泡明显增多，而且肺泡的上皮细胞可以分泌"表面活性物质"，这种物质可以防止肺泡塌陷。

所以，如果胎儿在此期间提前出生，就已经有了较大的存活希望。

怀孕第7个月的注意事项

这个时期极为重要，需要准妈妈自身体验并观察腹中的宝宝。

数胎动。胎动是通过准妈妈监测胎儿是否健康的指标之一。当然，胎动的多少与胎儿本身的"性格"相关，有的胎儿好动，胎动次数会多一些，有的不好动，胎动自然要少一些。但胎动的平均次数有一个波动的范围。最重要的是要观察胎动的变化，如果胎动突然改变，不管是明显增加还是减少，都要引起注意。一般说来，准妈妈只需每天在一个固定的时间、保持同样的姿势数胎动的次数，就可以做比较了。建议在饭后或睡觉前数胎动，左侧躺下，放松，然后开始计数。

每两周产检一次。到孕晚期，产检增加到每个月两次，要注意检查下肢有无静脉曲张和水肿。由于孕晚期胎儿生长发育快，大量造血，准妈妈容易出现贫血，故也要注意检查血色素，如果出现血色素下降，就有必要检查血

02

开启孕育生命的征程

143

色素以及红细胞压积。必要时还应该检查尿糖和血糖，如果血糖偏高或者已经出现高血糖，就要控制碳水化合物的摄入量，以防胎儿变为巨大儿。巨大儿不但使分娩变得困难，对准妈妈和宝宝以后的健康也不利。

保证合理的运动量。不要长时间保持同一个姿势，如长时间坐着、站着或躺着，而要适当活动，促进身体血液循环。每次活动的时间因准妈妈的个人状况而异。

注意控制总热量。正常进食营养丰富的食物，而不需要增加营养摄入量。由于腹中的宝宝生长快，要补充钙质，进食含铁丰富的肉食、含丰富纤维的蔬菜和水果，也要食用鱼、虾、瘦肉、鸡蛋等，补充蛋白质和铁。

正确对待假性宫缩。感觉到假性宫缩的准妈妈不要紧张，这是一种正常现象，也不必大惊小怪。但如果每天出现5次以上的子宫收缩，就有必要告诉你的围生保健医生，得到指导。

与宝宝对话。抽时间与宝宝对话，讲故事、唱歌或朗诵诗词给宝宝听，也可播放轻音乐。适当抚摸自己的腹部，让宝宝感受抚摸。早教贯穿在每日的生活中，父母一定会乐在其中。

保持好心情。准妈妈一定要记得，为了未来的宝宝，要保持乐观的心态、愉悦的心情，对未来充满美好的憧憬，还要控制情绪，不轻易生气、发脾气。

请计算1小时内胎动的次数并记录。记录可如下表：

胎动记录表

日期/时间	胎动次数/时间	与前日比较增加或减少次数
12月21日晚上9点	6次/小时	
12月22日晚上9点	5次/小时	减少1次
12月23日早上8点	4次/小时	减少1次
12月24日早上8点	5次/小时	增加2次

注：连续不停胎动算作一次胎动。

一般说来，只要在同样的时间范围内胎动次数相差不多，都是正常的。

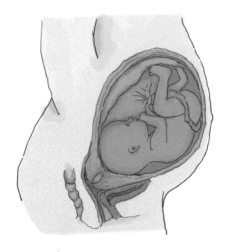

┗▶ 怀孕第7个月的胎儿

怀孕第8个月

准妈妈的感觉与变化

在这个月，准妈妈的身心都已经进入分娩前的准备状态了！情绪已经完全被腹中的宝宝主宰，脑子里充满了对宝宝和未来家庭的想象。

准妈妈的体重继续增加，肚子越来越大，行动也开始出现一些不便。

由于子宫继续上升，顶住了肋缘，宝宝挤压到了胃，准妈妈的进食有可能减少。

按压乳房可有稀薄的黄色液体流出，即初乳。

还有部分准妈妈开始出现睡眠困难，夜间多次醒来，主要是因为难以找到一个合适的姿势。准妈妈需要更多的休息时间，常有疲倦的感觉。同时，由于临近分娩，准妈妈也开始担心未来宝宝的健康。

胎儿的变化

到了这个月，宝宝的体重已经达到1 400~1 800克，身长也到40~45厘米了。

宝宝的大脑继续快速生长，出现了明确的睡眠周期，对外界的刺激更加敏感，而且对较大的刺激会做出反应。

脂肪储备越来越多，皮肤褶皱由于脂肪沉积而开始慢慢消退，皮肤变得平滑，胎毛也开始脱落，脸部的轮廓变得浑圆，身体也更加饱满，五官的轮廓越来越清晰，也越来越漂亮了。

一直在子宫内自由活动的宝宝在此期间胎位已基本固定。绝大部分宝宝的头自然朝下，臀部朝上，形成了最佳分娩的姿势；有少数宝宝由于体位没有倒过来，头仍然向上，臀部朝下，形成臀位。

宝宝胎动还在加强，活动频率增加，腿脚更有力。

男宝宝的睾丸开始下降。

肺部继续发育但仍然不够完善，肺泡的发育已经比较充分，已经完全具备分娩后存活的基础。

此时宝宝出生，虽然还没有完全发育成熟，但已经很容易成活。在没有医疗仪器协助的情况下，大部分宝宝也能自主呼吸了。

怀孕第8个月的注意事项

到了第8个月，要临近分娩了，准妈妈更要注意自己身体的变化。

定期产前检查。如果准妈妈的产科医生认为有必要，仍然坚持两周做一次产检，及时发现孕晚期可能出现的并发症。

注意观察体重和血压，防止贫血的发生。注意检查是否有皮疹、静脉曲张、水肿等症状。

最好禁止性生活，以防止早产。

如果出现以下情况，应该立即咨询医生或立即去医院：阴道流血或涌出一些液体；腹部绞痛或胃痛；腰部疼痛减轻，感觉胎儿向下移动；眼前模糊或者感觉眼前有斑点；胎动明显减少；每小时子宫收缩超过5次。

这个月，准妈妈和腹中的宝宝将共同完成分娩前的大部分准备工作。

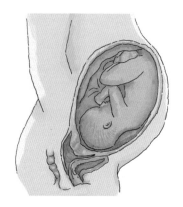

怀孕第8个月的胎儿

怀孕第9个月（孕期的最后一个月）

准妈妈的感觉与变化

准妈妈已经进入真正的分娩前状态——准备好迎接新生命的诞生，每天都充满期盼。

对于大多数准妈妈来说，此时体重已经不再增加，甚至有可能减少0.5~1千克。准妈妈犹如一个庞然大物，孕妇装都绷得紧紧的，行动笨拙，有时甚至会感觉肌肉和脊柱在苦苦支撑巨大的身体。

准妈妈在夜间经常因各种原因醒来，如睡眠时难以找到一个舒服的姿势、子宫压迫膀胱出现尿频、胎动频繁剧烈等，不能很好地休息，加上身体沉重，感觉很累。

随着分娩临近，准妈妈的内分泌系统发生改变，激素水平变化，宫颈开始膨胀、逐渐变薄，阴道分泌物增加，韧带放松，阴道组织变得更有伸展性。这些变化是身体在为分娩做准备。

宝宝的头已经入盆，压迫到准妈妈的膀胱，子宫位置发生改变，使胃受压减轻，大多数准妈妈的食欲会增加。挤压乳房时有淡黄色液体（即初乳）流出。

这一切均表明：宝宝马上就要娩出了。

胎儿的变化

宝宝体重已经达到2 700~3 400克，身长也达到48~53厘米了！是的，你腹中的宝宝已经下降到盆腔，为来到这个崭新的世界做足了准备，只待时机成熟，便可以最美丽的姿势缓缓而出，大声号哭着高调地来到这个世界。"准妈妈 is ready！""宝宝is ready！"

宝宝所有的器官均已成熟，身体也已经储备了较多的脂肪，体形丰满，肤色微红，胎毛已经明显减少。男宝宝的睾丸已经下降到阴囊中。长大的宝宝感觉到了子宫内空间的拥挤，只好换个舒服的姿势，将整个身体蜷缩起来，看上去像个小小的篮球，随时准备"滚"着出来。

即将娩出的宝宝依然在妈妈的子宫内，不停地吸吮、吞咽、眨眼、做鬼脸、转头、握拳、手指交叉又放开，这些动作不断重复。即使空间狭窄，宝宝依然变着法子使劲踢打妈妈的肚子，仿佛在说："妈妈，我要出来，让我出来吧。"

宝宝的肺组织此时已经完全成熟，功能完善，肺泡表面的活性物质也已经充足，拥有了可以生存的呼吸功能，此时娩出，已能够存活。

萌 医 生 课 堂

孕期最后一个月的注意事项

进入怀孕的最后一个月，医生可能会告诉你每周都要进行一次产前检查，随时准备分娩。

准妈妈要继续观察胎动情况，感受腹中宝宝每天传递给你的信号。

假性宫缩更加频繁，将逐渐演变成分娩前子宫收缩。分娩前子宫收缩的特点是：①不规则，连续几个小时都没有明显的规律；②没有进展，强度、持续时间、频率都没有增加；③大部分出现在身体前部和腹部下方；④改变姿势时，如走动、躺下、洗澡等，就明显减轻；⑤子宫像一个很硬的球。

假性宫缩最后演变为分娩宫缩，其特征是：①有规律，有进展；②越来越强，持续更久，次数更多；③宫缩时间变长，间隔时间变短；④大部分出现在腹部下方，有时会扩散到背部下方，从不舒服的压力变成紧绷、拉扯的疼痛。准妈妈要冷静区别真假子宫收缩，不要太紧张，要坦然等待真正的分娩宫缩的到来，准备分娩。

准妈妈还需要多休息，养足精神，按时用餐，进食营养食物，为分娩蓄积能量。

准妈妈出现以下情况需要去医院：

见红，即阴道出血量超过月经量；

破水或者阴道流出浓稠绿色的液体；

出现了头晕目眩、视力模糊等症状。

直觉告诉你必须去医院时，应立即去医院就诊，你可能即将临产。

如果是第二次生产的女性，生产的速度比第一次要快，产程要短很多。故一旦出现较为规则的宫缩，就要立即去医院等待分娩。

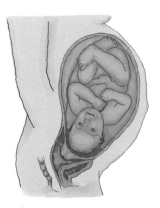

怀孕第9个月的胎儿

预防早产

早产的发生率在全世界都比较高，有些国家已经超过10%，我们国家的统计数据在8%~10%，不同地区会有所不同。早产儿的存活率根据早产时的孕周不同而有所不同。

到了孕晚期，大多数胎儿就基本发育成熟了，但有些重要的器官功能尚不够完善。肺功能不够成熟是主要的问题，早产儿出生后容易发生呼吸窘迫综合征。吸吮和肠道功能不够完善，则会导致新生儿胃肠动力不够，消化食物和摄取营养的能力不足，难以完成支持身体继续生长的任务，需要借助管道鼻饲进行肠道内营养，甚至完全肠道外静脉营养。

可见，呼吸系统和消化系统的成熟度和能力决定了早产儿的成活率。早产儿的总体死亡率高达12.7%~20.8%。

关于早产儿

早产儿是指出生胎龄小于37周的存活的婴儿。可以根据其体重和胎龄再分类。

按照出生时的体重，早产儿分为：①低出生体重儿，指出生体重低于2 500克的胎儿；②极低出生体重儿，指出生体重低于1 500克的胎儿；③超低出生体重儿，指出生体重低于1 000克的胎儿。

按照胎龄，早产儿分为：①极小早产儿，指胎儿出生时胎龄不足28周；②小早产儿，指胎儿出生时胎龄超过28周但不足32周；③中期早产儿，指胎儿出生时胎龄超过32周但不足34

周；④晚期早产儿，指胎儿出生时胎龄超过34周但不足37周。

当然，医学上的分类更复杂一些，会将胎龄、体重等综合考虑后进行分类。

关于发育迟缓

有一部分宝宝出生时虽然不是早产，但被诊断为宫内生长发育迟缓，其意思就是说，其出生体重低于同胎龄平均体重的10个百分位或2个标准差。举个例子来说，如果90%的胎儿出生体重都在2 500克以上，低于这个体重范围者被认为是低出生体重儿。低出生体重儿的体重如果低于其胎龄的平均体重，又叫作小于胎龄儿。

低出生体重与多种原因相关：与准妈妈的年龄、体重、孕次、营养状态、基础疾病或妊娠并发症相关，与准妈妈吸烟、酗酒、滥用药物等不良嗜好相关；与胎儿自身的因素相关，如胎儿患有遗传性疾病或染色体病、细菌或病毒等病原微生物感染、多胎等；与胎盘和脐带因素相关，如胎盘梗死、炎症、功能不全，脐带过长、过细、打结、扭曲等导致胎儿在宫内不能获得预期的生长速度。分娩前出现的生长发育迟缓称作宫内生长发育迟缓。

胎儿出生后出现的生长发育迟缓叫作宫外生长发育迟缓，而早产儿容易出现这种情况。胎儿在宫内的营养储备是以胎龄为基础的，大多营养素在妊娠的最后三个月才从妈妈体内被转运至胎儿体内，胎龄越小则储备越少，因为营养素还没有来得及通过胎盘输送给胎儿。另一方面，不同胎龄胎儿的生理成熟度和各种营养素的储积率不同，出生后的代谢过程和消化吸收能力也不同。由于早产儿在宫内没有储存足够的营养物质，出生后自身的器官系统尤其是消化系统还不够成熟，其功能难以支持出生后在宫外早期的生长发育，进一步加重出生后的宫外生长发育迟缓。

目前，大多数医学比较发达的国家，胎龄足28周的胎儿出生后只要没有严重的并发症，又能得到良好的监护、护理和治疗，一般都能够存活，但需花费巨额医疗费用。在这部分早产儿中，有比较大的比例将出现合并症，如肺功能受损、缺氧导致的脑损伤、出生后生长发育迟缓等，即使治愈，也可能给以后的生活带来一些问题，尤其是成年后可能发生代谢综合征等慢性疾病，我们在前面已经提及多次。但不是所有的早产儿出现的问题都一样，具体的孕周和胎儿的发育情况以及早产发生的具体情境、接受医疗救助的早晚和水平等综合因素，决定了其近期和长期预后。

因此，预防早产的意义非常重大，不但可以提高宝宝的生存概率，而且还能提高其生存质量。准妈妈要在产科医生的指导下，避免提前生产，实现足月分娩。有妊娠并发症的准妈妈，在出现必须要提前生产的情况时，也要努力得到医生的帮助，在保证准妈妈健康的前提下，使孕周长一些后再分娩，提升胎儿出生后的生存能力和质量。

准妈妈要按期进行产前检查，保持生活作息规律，不要酗酒、吸烟，注意饮食平衡，合理增加孕期体重，不要超重，要自我减压，尽量让自己保持轻松愉快的心情，不乱用任何药品，这些都是预防早产所需要注意的方面。尤其在孕晚期，更要有安全意识，避免跌倒、摔跤等造成早产。

孕周多长适宜分娩？

胎儿长到多大才是正常的体重？是不是出生时胎儿越重越好？这也是很多准妈妈准爸爸经常问到的问题。对这些问题，一定要科学全面地看待。

胎儿出生体重

新生儿出生时的体重与胎次、胎龄、性别以及宫内营养状况有关，也与遗传有关。我们国家2015年针对全国九市城区儿童的调查结果显示，男婴的平均出生体重为3.38千克±0.40千克（即3 380克±400克），女婴的平均出生体重为3.26千克±0.40千克（即3 260克±400克），与世界卫生组织（WHO）的参考值非常接近（男3.3千克，女3.2千克）。

出生体重

一般说来，接近平均出生体重是最好的，太轻或者太重都不好。如果出生体重低于平均出生体重两个标准差，即男婴低于2 550克，女婴低于2 460克，可以认为是宫内生长发育迟缓。

为了简便评估，只要出生体重低于2 500克，就可考虑为低出生体重儿。如果胎儿出生体重高于4 000克，即考虑为巨大儿。

目前发现，胎儿体重过重主要与母亲的体重、身高和疾病相关。巨大儿给正常分娩带来困难，大多数都需要剖宫产。如果母亲有妊娠糖尿病，宝宝为巨大儿，宝宝出生后需要严密监测血糖，以免发生低血糖或其他反应。有的母亲因为本身身材比较高大，或者身体比较强健，在没有疾病的情况下，也可以生出体重超过4 000克的宝宝。

如果胎儿宫内生长发育不良，出生体重低，达到宫内生长发育迟缓的标准，出生后就更需要按时保健，并在儿童保健医生的指导下进行喂养，尽量在出生后的第一年实现追赶生长，赶上同龄儿的生长发育指标（不需要与同龄儿相同）。

体重增长

宝宝出生后的体重增长是宝宝在宫内体重生长曲线的延续，其基本规律是：出生后1周内因奶量摄入不足，加之水分丢失、胎粪排出，可出现暂时性体重下降（或称生理性体重下降），体重在出生后第3~4日达最低点，下降范围为出生体重的3%~9%，之后逐渐回升，至出生后第7~10日基本恢复到出生时的体重。

如果宝宝体重下降的幅度超过10%或至第10天还未恢复到出生时的体重，则为病理状态，应与医生一道分析其原因。

如出生后及时给予合理的喂哺，可减轻或避免发生生理性体重下降。出生体重受宫内因素的影响大，而出生后的体重与营养、疾病等因素密切相关。

孕晚期的食物与准妈妈体重的合理增加

前面已经提到，到了孕晚期即孕28周以后，胎儿的体重和身长都增长很快，准妈妈的体重也增长迅速。有些准妈妈因为子宫迅速长大，可能会感到呼吸困难，有饱胀感，导致饭量减少。而这个时期，胎儿又需要足够的营养来保证其迅速生长，包括身长的增加、细胞体积的增大、大脑细胞的增殖、皮下脂肪的大量堆积。那么，孕晚期怎样进食才能保证准妈妈和胎儿的体重增加都在合理的范围内，同时又能提供足够的营养素呢？

孕晚期营养的摄入

我们已经知道，胎儿在宫内的营养储备是以胎龄为基础的，大多营养素在妊娠最后三个月才被转运至胎儿体内。孕晚期是胎儿营养素的储备期。

孕晚期营养的摄入有几个特点：

首先，在控制总热量的前提下调整营养素的比例。增加蛋白质的摄入，保证胎儿在此阶段蛋白质的储存（准妈妈此时也需要储存蛋白质），摄入充足的必需脂肪酸（指身体不能合成的脂肪酸），以保证胎儿脑和神经系统的发育。

摄入充足的维生素和矿物质，包括维生素A和维生素D，以及水溶性维生素B和维生素C，它们对分娩很重要。

同时，补充铁元素可以保证胎儿体内储存足够的铁（预防出生后铁缺乏和缺铁性贫血）。摄入足量的钙可以保证胎儿身长的增长。平衡饮食中，要有足够的锌。

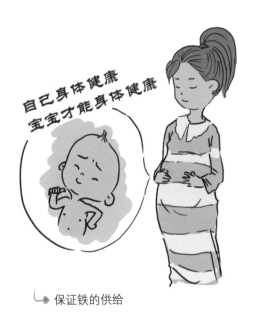

自己身体健康
宝宝才能身体健康

➥ 保证铁的供给

孕产妇膳食能量和蛋白质推荐摄入量 (RNI)

类别	能量 RNI（kcal）	蛋白质 RNI（g）	脂肪占能量 百分比（%）
轻活动水平	1 800	75	20 ~ 30
中活动水平	2 100	80	
重活动水平	2 400	90	
孕早期	+0	+0	
孕中期	+300	+15	
孕晚期	+450	+30	
乳母	+500	+25	

注：摘录自《中国居民膳食营养素参考摄入量（2013版）》。

不同能量水平一日膳食组成

能量 （kcal）	主食 （g）	肉类 （g）	牛奶 （g）	水果 （g）	蔬菜 （g）	蛋类 （g）	大豆、坚果 （g）	烹调油 （g）	食盐 （g）
1500	210	85	250	100 ～200	500	50	25	30	6
1600	230	100							
1700	250	115							
1800	270	125							
1900	290	135							
2000	310	145							
2100	325	165							

注：准妈妈可以根据自己的进食情况填写。

准妈妈可以根据体重计算每日所需总热量，再按不同食物的热量值合理搭配，按照每克脂肪产热9千卡、每克蛋白质产热4千卡、每克碳水化合物产热4千卡、1个鸡蛋产热约60千卡、一个苹果产热80~100千卡为比对。

现在有一些工具能够帮助准妈妈根据自己的体重和生活习惯计算所需热量以及每种食物的热量，协助准妈妈更科学地规划每天的饮食。

孕期体重的控制与调节

准妈妈在孕晚期一定不要大吃大喝，尤其是最后一个月，还要适当控制总热量，以免胎儿和自己的体重过重。因为到最后一个月，胎儿主要是增加皮下脂肪，要严格控制总热量的摄入。如我们在前面讨论到的一样，胎儿体重在平均体重的合理

开启孕育生命的征程

范围内是最好的。

一般说来，我们建议整个怀孕期间准妈妈体重的增加不超过12.5千克。根据我国人群的特点，怀孕期间每个月准妈妈体重增加的累加值如下：

我国妇女孕期累加增重 （平均，kg）

孕周（周）	累加增重	孕周（周）	累加增重
8	0.5	25	6.4
9	0.7	26	6.8
10	0.9	27	7.2
11	1.1	28	7.4
12	1.4	29	7.7
13	1.7	30	8.1
14	2.0	31	8.4
15	2.3	32	8.8
16	2.7	33	9.1
17	3.0	34	9.5
18	3.4	35	10.0
19	3.8	36	10.4
20	4.3	37	10.5
21	4.7	38	11.0
22	5.1	39	11.3
23	5.5	40	11.6
24	5.9		

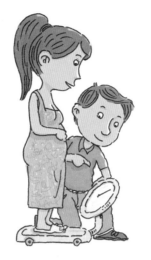

⤷ 准妈妈称体重：孕期体重控制

准妈妈可以对照这张表来评估自己的体重增加是否在合适的范围内。孕期体重的增加，与准妈妈怀孕前的体重、身高都密切相关。体型瘦小或者骨骼较小的准妈妈体重增加在11千克左右，而骨骼较大的准妈妈体重增加有可能达到15~16千克。建议准妈妈根据自己的情况，在保证营养供给的同时，参考以上数据，较好地控制孕期体重的增长。

关于孕晚期的锻炼

随着我国健康生活方式的逐渐普及，很多准妈妈已经养成了每天锻炼的习惯，她们希望怀孕后还能够继续运动。但怀孕后，她们又担心孕期锻炼对腹中胎儿有影响，尤其担心发生流产或其他问题。那么怀孕期间是否可以锻炼？应该怎样锻炼呢？

适当运动对准妈妈的好处

根据目前收集到的资料来看，孕前身材比较适中的准妈妈在怀孕期间做适当运动，不但可以保持身材，而且还能促进胎儿的健康发育。

规律的运动锻炼可以使准妈妈保持良好的精神状态、心脏功能，以及保持愉悦的心情，并有助于预防孕期可能出现的许多问题，如心脏病、高血压、糖尿病、骨质疏松、妊娠抑郁症等，还可以改善准妈妈的身体状况，减轻因为怀孕带来的许多不适，如便秘、背痛、乏力和静脉曲张等。

坚持运动的准妈妈，其分娩过程更轻松、更短，而且，产后恢复也更快。现在很多的妇幼保健院还开展了"准妈妈孕期操"项目。排除了不能运动的因素后，我们是提倡孕期适当运动的。

不适宜运动的准妈妈

有以下情况的准妈妈是不适宜运动的：

（1）在之前的妊娠中有早产或早产征兆；

（2）有妊娠合并症，如阴道流血、宫颈功能不全、羊膜早破、B超检查提示胎儿生长发育迟缓等；

（3）有高血压、糖尿病，或者心、肺、血管、甲状腺疾病。

有以上情况的准妈妈如果运动，必须在产科医生的指导下进行。

适合准妈妈的运动方式

什么样的运动才是适合准妈妈的呢？

其实，每一个准妈妈的情况都是不一样的。尽管可以运动，但还是必须清楚地知道，剧烈的运动都是不适合准妈妈的。平卧位锻炼，子宫压迫下腔静脉，可能导致心跳减慢，引起头晕，甚至影响子宫的正常血液回流，是应该避免的。

美国妇产科协会给普通的没有禁忌证且可以进行锻炼的准妈妈提出了妊娠期安全锻炼的建议。采纳这些建议的准妈妈必须经过健康检查，明确可以在妊娠期间继续锻炼。建议的内容包括：

（1）有规律地运动（每周至少3次）比间断运动更好；

（2）在妊娠最初的三个月（即怀孕早期）避免卧位运动和站立不动的运动，因为这两种运动都可能导致子宫血流减少；

（3）由于怀孕期间身体能够供给运动的氧减少，故当感觉疲倦时，要立刻停止运动；

（4）避免失去平衡时会造成伤害的运动，避免伤及腹部；

（5）运动前喝适量的水或者饮料，穿透气的衣服，不要在湿热的天气里运动；

（6）避免全身浸入盛热水的盆浴中、桑拿或水流按摩浴。

切记：

准妈妈所有的锻炼都是以胎儿和自身的安全为基本原则的。

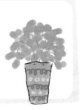

是否应该为宝宝留存脐带血？

脐带血已经成功用于治疗一些儿童时期的遗传性疾病、血液疾病和癌症，比如白血病和免疫紊乱。所以，在我国的一些地方，父母面临是否为未来的宝宝留存脐带血的选择。

有些父母选择储存宝宝的脐带血以备将来所需。但目前尚没有准确的统计学数据证明有多少宝宝未来会用到他们自己储存的脐带血。因此，美国儿科学会不鼓励将脐带血储存起来作为今后的"保险"，但鼓励捐赠带有宝宝生命信息卡片的脐带血给脐血库（尤其是在本地区有脐血库的前提下），供其他需要的人使用。因为有一个事实已经很清楚地摆在我们面前：细胞治疗是今后许多严重疾病的主要治疗手段之一，而脐血是干细胞的主要来源之一。但目前许多脐血库对抽取的脐血只保存20年。

储存脐血是一件需要家庭成员达成一致，并在分娩以前就与产科医生或儿科医生讨论的严肃的事情。不要在分娩时一时冲动而为。分娩前，可以由医生介绍到脐血库，注册后，脐血库将相应的抽取和储存脐血的容器等在分娩前送达医院。在抽取脐带血以前，需要签署同意书。抽取脐带血不会影响准妈妈的分娩和宝宝出生后的生活，也不会影响脐带的结扎程序。

脐带血被收集后，相关机构将立即检测脐带血的相关指标，排除感染性疾病和遗传性血液疾病等。如果脐带血合格，就会被按照规定储存起来，用于那些配型相同的需要使用的患者，或者用于医学科学研究。

·宝宝来了·

为宝宝的到来做好准备

十月怀胎，一朝分娩。宝宝就要出生了。在兴奋之余，一定不要忘了为宝宝的到来做好准备。

房间的准备。一定要为宝宝准备通风换气好的房间，保证空气的流通。光线要明亮，空气要干燥。如果能将房间温度保持在20~25℃最好。避免太阳直接暴晒，可拉上色彩柔和的窗帘。在宝宝的小床周围，不要放置任何容易倾倒的物品。在雾霾特别严重的地区，可以为宝宝准备一台空气净化器。

婴儿床等卧具的准备。宝宝的床要结实，而且最好挪动方便，建议有栅栏。栅栏柱的间隔应在6厘米之内，栅栏的高度可以调整，当床垫下降到最低时，栅栏最高处距离床垫50厘米以上（考虑到床能够使用到宝宝可以站立的1岁）。目前正规生产的婴儿床基本都能达到这些标准。床垫不要太软，以防婴儿身体压在上面后凹陷进去，床垫与床的大小相匹配，不要留有明显的缝隙。选择防水的床单可以避免婴儿吐奶、尿床等弄湿床垫。可以为宝宝准备大小适宜的襁褓或睡袋。刚出生的婴儿不要使用枕头，小被子需在大人监护下使用，婴儿床上不要放置多余物品以防窒息的风险。

衣物和尿布的准备。贴身内衣至少有3套，便于换洗，外衣可有多套；要为冬天出生的宝宝准备棉衣、棉裤、绒线衣裤，以及袜子、帽子等；围嘴、口水巾等也可以提前准备。现在大多用一次性的纸尿裤，如果是用旧棉布做成的尿布，要先用开水烫洗消毒，每次使用后用肥皂或洗衣液洗净晾干后再用。在学步之前，宝宝都没有必要穿鞋。

一般说来，婴儿的衣裤以舒适为主，必须清洁、柔软，大小要适中，易穿易脱。根据宝宝出生的季节，考虑清楚先准备什么，以后再准备什么，而不是一下子准备很多的衣物。因为宝宝出生后长得很快，衣服的大小要随之变化。现在市售的儿童衣裤都已经按月龄或年龄划分，新爸爸新妈妈很容易找到适合自己宝宝尺码的衣裤。

喂养用具的准备。喂养用具包括奶瓶、奶嘴、小汤匙等。对于计划母乳喂养的妈妈，可根据自己的实际情况，准备吸奶器、温奶器和储奶袋等。

洗护用品包括小脸盆、浴盆、毛巾、浴巾、婴儿沐浴露等。

出行用品包括婴儿小推车和安全座椅等。选择出行用品时，一定要选择适合宝宝月龄的推车或安全座椅，使用时系好安全带，以保证宝宝的安全。

3个月以内宝宝的必需品。年轻的准爸爸准妈妈要及时向自己的妈妈请教相关的问题，或者向相关的专业人员请教，做到心中有数。下表中列出的是3个月以内宝宝的必需品清单。

宝宝出生前需要准备好的用品清单（3个月以内婴儿的必需品）

种类	用品名称	数量	备注
衣物类（旧衣物也可以）	内衣	3~5套	按出生季节选择厚薄、短袖或长袖，纯棉最佳。
	外衣/外裤	多件	根据出生季节准备，最好是棉织品，棉绒混纺也可以。便于洗涤，易干。外裤可以是带袜裤。
	带帽外套	1或2件	外出时用，哺乳时也用得着。
	棉衣/棉裤	1或2件	冬天用，易穿易脱，宽松些。
	帽子	1或2件	外出时用。
	手帕（口水巾）	2~4件	喂奶时代替围兜，可用于擦脸擦嘴，柔软、吸水。
	袜子	2或3双	按出生季节选择厚薄。
卧具	婴儿床	1张	带栅栏（间隔小于6厘米），高低可调节。
	床垫	1块	大小与床匹配，不宜太软。
	床单	3张	易洗的棉织品，防水或搭配隔尿垫使用。
	睡袋	2个	厚薄适宜，纯棉或纱布材质，不要过大。
	抱被	1或2个	厚薄适宜，纯棉或纱布材质。
	小被子	1或2个	在成人监护下使用，不宜过大。
喂养用具	奶瓶	2个	市售，可高温消毒。
	奶嘴	2个以上	开孔大小随着月龄调整，需定期更换，每次喂奶后均要消毒。

萌医生科学孕育在家庭 **怀孕卷**

种类	用品名称	数量	备注
喂养用具	小汤匙	1把	婴儿适用，一开始实在母乳不足时，可用小勺喂一点配方奶。
	奶瓶清洗剂	1瓶	婴儿餐具专用。
	奶瓶刷	1或2把	尼龙或其他均可。
	吸奶器、温奶器与储奶袋等	1套	备选，适用于需要将奶吸出喂养的母乳妈妈。
洗护用品	婴儿浴盆	1个	一般是椭圆形，带洗澡托架，适合小宝宝。
	脸盆	1个	为宝宝单独准备脸盆，不与大人混用。
	浴巾	2块	吸水强的棉织品。
	小毛巾	2块	洗澡时用，棉织品。
	洗浴液	1瓶	婴儿专用。
	润肤霜	1瓶	婴儿专用，防止皮肤干燥。
	护臀霜	1支	防止红屁股。
	水温计	1支	洗澡前测水温。
	体温计	1支	测婴儿体温。
	隔尿垫	2块	防水，换尿布时使用。
	纸尿裤	1包	新生儿适用的大小型号。
	指甲刀	1个	婴儿专用。
出行用品	婴儿推车	1辆	备选，购买时注意适用年龄。
	汽车安全座椅	1个	宝宝出生后如需要坐汽车应按要求配置安全座椅，后排反向安装，购买时注意适用年龄。

自然分娩与剖宫产

自然分娩比剖宫产好——这是从准妈妈的健康以及宝宝出生后生长发育和健康的角度得出的科学结论，是医生与准爸爸准妈妈必须达成的共识。

在宝宝出生后，爸爸妈妈最为关心的就是宝宝的生长发育和健康。大量的资料表明，中国是全世界剖宫产率最高的国家，平均达到48%以上，有些地方甚至达到了60%，比排在第二位的越南高出10个百分点。而且我国剖宫产率城市高于农村；受教育水平越高的人群，剖宫产率越高；收入越高的人群，剖宫产率越高。

剖宫产的决定因素

是否接受剖宫产由两大类因素决定：①病理因素——医学上必须要剖宫产；②人为的主观因素——准妈妈和她的家人的选择。

很多母亲在不需要剖宫产的情况下选择剖宫产，其原因主要有：①认为剖宫产对胎儿更安全；②认为剖宫产的宝宝更聪明；③对母亲而言，剖宫产不经历生产时的疼痛；④时间可以掌握，速战速决。

从目前的文献报道来看，剖宫产可以在一定程度上减少不可预知的胎儿死亡以及阴道分娩带来的一些并发问题，如头皮血肿、医生操作失误等。但剖宫产带来的后续问题更多。因此，是否选择剖宫产应该综合考虑后决定。

剖宫产存在的问题

剖宫产可能给妈妈带来的问题有：

感染的危险性增高；手术中造成腹腔器官粘连；腹壁留下外科切口，影响美观；失血的危险性增加；在腿部、盆腔器官，甚至在肺部形成血栓的概率增加；如果准妈妈是瘢痕体质，可能造成瘢痕问题；剖宫产的死亡率是阴道分娩的4倍；住院期长，恢复更慢。剖宫产后如果怀第二胎，可能引发更多的继发问题。

剖宫产可能给宝宝带来的问题有：

没有经过阴道挤压，肺部扩张不够，发生窒息或者呼吸窘迫的概率增加；活动受到限制，因为在剖宫产麻醉过程中婴儿有可能吸收麻醉剂，导致反应力低下；进入重症监护室（ICU）的概率增大，围生期的死亡率比正常阴道生产高。

早产：预产期的计算如果不准确的话，胎儿可能还没有发育成熟，提前剖宫产会导致新生儿呼吸困难和低出生体重（而经阴道分娩是自然发作）。

剖宫产改变免疫系统的基因表型，导致免疫系统功能的改变，比如，容易发生过敏性疾病等。

目前研究还认为，剖宫产宝宝的肠道菌群组成与正常阴道分娩宝宝的肠道菌群不同。剖宫产还可能推迟正常肠道菌群建立的时间。

哪些情况下需要进行剖宫产

来自准妈妈的原因：

头盆不称，妈妈的骨盆狭小或者有畸形；子宫有破裂的征兆；产道异常，如瘢痕组织、子宫颈水肿等；产前出血，如前置胎盘、胎盘早剥等；妈妈有严重疾病或妊娠并发症，如感染、糖尿病（巨大儿）、心脏病、高血压或妊娠子痫等；其他原因导致的难产。

来自胎儿的原因：

胎位异常，如胎儿出现肩先露、臀先露或者足先露；脐带脱垂（脐带进入阴道）；胎儿宫内窘迫，出现心音减弱、血液酸中毒症状；胎儿有某些先天性疾病等。

如何保证分娩尽可能地顺利呢？一是要提早计划；二是有分娩征兆后去医院等待分娩；三是向医生或者助产士提问，消除顾虑，放松心情。

母乳喂养你准备好了吗？

顺利的母乳喂养几乎是所有母亲的愿望。母乳喂养是宝宝健康成长的最有利的条件，同时，也可夯实宝宝一生健康的基础。母乳喂养的宝宝，不仅能够抵抗许多婴儿期的疾病，而且由于母乳营养更加合理，提供给身体的营养搭配更适合宝宝，因而对宝宝各个器官系统的发育有着积极的影响，降低了罹患成年期许多慢性疾病的风险。最新的研究还表明，母乳喂养的宝宝有着更好的认知发育和行为发育。

母乳喂养是自人类进化以来就存在的一种天然喂养方式。母乳喂养不仅提供给婴儿最佳的营养，对婴儿期、儿童后期的健康和发育有明显的促进作用，而且对成人期健康也有重要的意义。

2002年，世界卫生组织和联合国儿童基金会（UNICEF）提出了全球公共卫生建议：保护、促进和支持母乳喂养。我国也将每年的5月20日定为"全国母乳喂养宣传日"，同时每年的8月1日至7日是世界母乳喂养周。

母乳喂养的优点

营养合理。母乳中含有的蛋白质、脂肪和乳糖比例合适，易消化吸收，是婴儿最理想的天然食品。母乳中还含有生长因子、胃动素、消化酶以及生长发育必需的激素等，能促进宝宝身体、神经系统和胃肠的发育。

免疫保护。母乳中所含有的抗体、乳铁蛋白、吞噬细胞、白介素等多种免疫物质为宝宝提供保护，增强了宝宝抵抗感染的能力，降低腹泻、呼吸道感染以及其他感染性疾病发生的概率。这些免疫物质和活性因子还会促进宝宝自身免疫系统的发育，使免疫系统相关疾病，如食物过敏、哮喘、1型糖尿病、肠道炎性疾病和一些儿童癌症的发生率大大降低。

增进母子感情。母乳喂养使母亲与宝宝亲密接触。这种接触可给宝宝深刻、微妙的心理暗示和情感交流，使宝宝获得最大的安全感和情感满足，促进宝宝交流能力和良好情绪的发展，也是促进认知发展、加深母子感情、增进母子依恋的重要环节。

促进身心发展。在哺乳过程中，宝宝的中枢神经系统受到不同来源、不同层次信息的刺激，其内在能动性被调动起来。这不仅为中枢神经系统提供发展的内在条件，还极大地促进其协调、统合等功能的发展，而且也使高级神经活动和心理发展有坚固的神经网络基础，并逐渐趋于健康、完善。

促进产后母体恢复和避孕。宝宝吸吮时可反射性引起催产素的释放，促使哺乳妈妈的子宫收缩，减少产后的并发症。哺乳可减少排卵，减少短期内再受孕的机会。乳汁的持续分泌可消耗储备的体脂，有助于减少哺乳妈妈过多的身体脂肪堆积，降低母亲患2型糖尿病、乳腺癌和卵巢癌的风险，并快速恢复体形。

降低成年期代谢性疾病发生的风险。我们在第一部分讲述了健康与疾病的发展起源理论，生命早期的营养状况可影响到人生命后期的代谢过程。通过母乳喂养与配方乳喂养的比较，可以发现，母乳喂养可明显减少成年期肥胖、高血压、高血脂、糖尿病和冠心病的发生率，并且母乳喂养的时间与其预防儿童肥胖的作用呈正相关。可见，母乳喂养可早期预防在成年期较为常见的代谢性疾病。

经济方便。母乳喂养经济、方便、温度适宜，并会间接地减少婴幼儿患病的医疗开支。

成功的母乳喂养表现为母婴双方都积极参与并感到满足。如果哺乳妈妈的喂养能力提高了，婴儿的摄乳量也会自然提高。建立良好的母乳喂养需要乳房分泌充足的乳汁，哺乳时出现有效的射乳反射以及婴儿有力的吸吮。

如何保证母乳分泌

那么，计划母乳喂养的妈妈，在生产前应该做好哪些准备才能保证母乳的分泌？

首先是建立信心。大多数健康的妈妈都具有哺乳的能力，但真正成功哺乳则需要妈妈在身体和心理两个方面做好准备，并在生产前就采取积极的措施。我们已经知道了母乳喂养对母子都有极大的好处，准妈妈应该解除各种顾虑，保证足够合理的营养，适当增加孕期体重，这样，贮存的脂肪才能满足生产后哺乳的能量消耗。

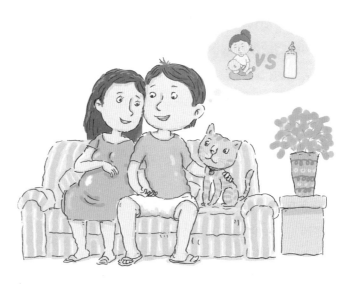

准爸爸准妈妈讨论母乳喂养

当然，如果妊娠前准妈妈能够将体质指数（BMI）维持在正常范围内就更好（BMI在19~23最合适），而不是体形偏瘦，因为消瘦的准妈妈即使妊娠期间体重增加适当，仍有分娩低出生体重儿的风险。而肥胖的准妈妈则有较高的发生妊娠合并症的风险，也增加了围生期胎儿死亡的风险。可见，准妈妈的体重对怀孕的意义十分重大。

其次是认识哺乳的正确方法，不要刺激乳头。准妈妈的乳头形状、大小各有不同。大多数准妈妈的乳头是突出的，易于宝宝吸吮。少数准妈妈的乳头扁平或内陷，这多见于初次怀孕的准妈妈。因妊娠期乳头的皮肤变得松软，更容易发生内陷。大约有1/3的准妈妈会发生不同程度的乳头扁平或内陷，实际上这些准妈妈中乳头扁平或内陷持续到分娩的只有1/10。

如果是真正的乳头内陷，说明乳头皮肤与底部组织有粘连，这将使今后哺乳出现困难，准妈妈将会十分担心孩子出生后的喂养。目前的观点是，即使乳头凹陷，在生产前也不要去牵拉乳头或者用水清洗乳头，对乳头的牵拉和任何刺激都有可能反射性刺激子宫收缩，引发早产。准妈妈一定要知道，母乳喂养不是用"乳头喂养"宝宝，而是用"乳房喂养"。生产后喂养宝宝时只要方法正确，大部分的宝宝仍然可以从扁平或内陷乳头吸吮乳汁，得到足够的母乳。

因此，母乳喂养是每一个准妈妈都应该去做的，为了你自己的身体健康，也为了你的宝宝。

新妈妈和新爸爸需要做什么?

宝宝终于诞生了,家里增添了新成员!

在产房看到刚刚出生的宝宝,妈妈心里充满感激和喜悦,并有些不知所措。那种在子宫里踢打你的腹部的感觉好像还没有消失,而宝宝已经在你的怀中了。此时,你终于真真切切地意识到:你真的做妈妈了——完成了从准妈妈到真正的母亲的转变。怎样做一个称职的妈妈呢?高兴之余,焦虑、担心又接踵而来。

要对自己有信心

很多新妈妈在怀孕期间就开始大量阅读关于育儿的书籍,希望宝宝出生后能够自如地处理好宝宝的各种问题,能够照顾好宝宝的每一天,并一遍又一遍地告诉自己要做一个好妈妈。但当真正把宝宝抱在怀里的时候,妈妈又突然发现,其实自己好像什么都不懂,不知道从哪里着手。

首先,最重要的一件事情就是,你要相信,你的母性让你天生拥有做妈妈的大脑和心智。一旦与宝宝亲密接触,母亲的这种本能就会被开启,你的大脑日积月累的关于抚养宝宝的知识就会被慢慢地释放出来。而且,你的身体拥有天生的哺育宝宝的功能,你具备了哺育宝宝的所有基础。再说了,你还可以在哺育过程中不断学习!要为自己加油!

其次,要与宝宝亲密接触,建立母子依恋的亲密关系。不要担心宝宝那些自然的反应,或者因宝宝的举动而惊慌失措,如哭闹、打嗝、喜睡、睡眠中出现的手足小抽搐等。遇到这样的情况不要着急，要学会细心观察宝宝的一举一动，通过宝宝的表情、动作了解他，适时给宝宝喂母乳、换尿布、洗臀部，让宝宝感觉舒适。你会逐渐发现宝宝喜欢什么样的抱姿，对声音做出什么样的反应，每次的吃奶量以及喂奶的间隔。这样的过程，就是建立亲密的亲子依恋关系的过程。

现在我们已经完全知道，母乳喂养对宝宝的成长和对产妇身体的恢复都具有极大的好处，也是建立亲子依恋关系的重要因素，母乳喂养也会对宝宝的未来产生深远影响。我们将会在本套书的第二册专门提及亲子依恋问题。记得一定要看专门讨论母乳喂养和亲子关系的章节哦。

只要建立了信心，又与宝宝保持亲密接触，不需两日，刚刚做母亲的你就会感觉到自己与生产前已经有所不同了。接下来，你将与你的宝宝一道，开启一种完全不同于以往的新生活，完成从准妈妈到妈妈的顺利转变。

新爸爸新妈妈的新默契

宝宝出生后，夫妻家庭生活中多出了一位新成员——期待已久的可爱的宝宝来到了你们中间。无论是在生活上还是感情上——这是夫妻家庭生活的一个崭新的起点。

体谅新妈妈的辛苦

生产后，妈妈的体力消耗很大，心理上也经历了一个复杂的过程，需要时间来平复。绝大多数妈妈生完宝宝后在充满喜悦的心情中恢复很快，尤其是那些正常阴道分娩的妈妈。即使是剖宫产的妈妈，在产后三天也会基本恢复正常，能够自如地下床活动了。

生产后的妈妈在生理上要经历一个变化过程，包括体重因宝宝的娩出突然下降（感觉轻松了许多）、子宫渐渐缩小、腹部松弛、身体水肿逐渐消失、乳房开始胀痛，有的妈妈还有比较强烈的饥饿感。在妊娠期发生了并发症的妈妈，其症状也开始逐渐减轻，如：妊娠高血压综合征的母亲血压下降；妊娠肾病的母亲蛋白尿开始缓解；心脏病的母亲心脏负荷减轻，症状缓解甚至消失；糖尿病的母亲血糖的控制更加容易等。在医生的指导下，只要调整好治疗方案，就可以减轻或完全治愈。

生产后的妈妈也可能出现一些问题，如产后抑郁症（这是很常见的产后并发症）、产后出血（常发生在生产后的当时或产后一周）、产褥期感染（常由并发感染引起，多发生在产后一周）等。这时不仅需要医生的诊治，更需要丈夫的爱、理解和帮助。

新爸爸的责任

新爸爸的任务是相当艰巨的——宝宝需要你，刚刚生产后的妻子也需要你。新爸爸可以在有些方面尽量做得好些。

认识到作为父亲的责任。孩子一出生，你就当上了爸爸。抚养的责任和对家庭的爱就自然而然地成为你生活中的一个重要组成部分。

我就在你的身边。当了新爸爸后，很兴奋，也很幸福。此时，要尽量待在妻子的身边，给她关爱，让她有信心尽快进入状态，促进身体康复，开始哺乳和照看你们的宝宝。有的爸爸工作忙，不能守护在妻子身边。此时，可以每天按时打电话或者发微信，关心妻子的康复情况和孩子的状况，让妻子感到你随时都在她和孩子的身边。这一点很重要。

做妻子的好帮手。生产后，妻子有一个康复的过程，特别需要得到关爱。

新爸爸要鼓励妻子，积极配合她的锻炼；鼓励妻子给孩子哺乳，爸爸的作用很重要；经常与妻子讨论她关心的话题；做力所能及的事情，减轻妻子的负担。每一个家庭遇到的问题都是不一样的。如果孩子特别爱哭闹、长湿疹或生病等，爸爸不要回避，而要坦然面对，与妈妈一起解决问题。

希望做爸爸的更认真、更彻底地阅读这本书。那么，当妈妈和其他抚养者遇到相应的问题时，爸爸就能够参与解决，并给予安慰。

做一个"不发火"的丈夫和爸爸。有了孩子事情一下变得多起来，忙乱的家似乎让人有些无所适从，每天都会发生新鲜的事情，每天都必须增添物具，或需要改进做事的方式和方法。这很容易让人失去耐心，从而"上火"。要做一个耐得住性子和不发火的丈夫和爸爸还真不容易。牢记：妻子生产好辛苦，任何时候都不要对妻子发火，让她在月子阶段好好休息。原谅和理解是关键。

我们的孩子好可爱。想到你们的孩子，让爱心充满家庭。孩子要一天天长大，需要从多方面着手：体重要增长，吃很重要；身体要增长，吃很重要；智力要发育，吃很重要。而所有的这些还不够，还需要适时给予孩子良性的刺激，激发孩子发育的潜力。孩子哭闹时，不必紧张，找找原因：也许生病了，也许是该换纸尿裤了，也许没有吃饱，也许是肌肉惊跳，等等。孩子睡不好，可能是姿势不对，也可能是床不舒适，也可能是室内温度太高或太低，或者没有吃好，或者尿床了，或者是其他原因。总之，遇事不急。

凡事耐心。作为新爸爸，需要学习的东西真的太多了。面对哭闹的孩子和需要被照顾的妻子，新爸爸难免感到困惑，甚至是烦闷。这时，一定要用耐心解决家里的问题。不懂就问，不懂就看书找答案。有问题多向有经验的父母请教，与他们多讨论。必要时可以去请教社区医生或者儿童保健医生。当然，萌医生的这套书一定要好好读透。

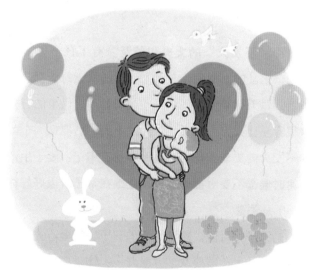

⤵ 幸福一家人

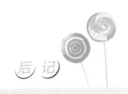

后记

　　《萌医生科学孕育在家庭》一套三册，历经5年的写作、修改，在四川大学出版社的鼎力相助下，终于与读者见面了。

　　做科普是我年轻时就立下的心愿。虽已出版过几本育儿科普读物，但这一套科普著作意义不同寻常，整整5年，她伴随了我身体康复和心路跌宕的历程，与我共度时艰，追逐梦想，在黎明时同看初升的太阳，日落时共浴柔和的灯光。

　　希望你们喜欢上这套书的原因，是因为她带给你们的可读性、实用性和有效性，从书中能找到你们想获得的知识和问题的答案，或者，得到一些启发。在我创办的公益公众号"萌知道"中，还会不断补充和完善这套书中涉及的内容，回答读者提出的问题。

　　能与你们一起，陪伴你们的宝贝成长，是这套书最大的成功，也是我最大的喜悦。

毛萌

2019-12-25

主要参考资料

[1] The Massachusetts Association for the Education of Young Children. Massachusetts Early Learning Guidelines for Infants and Toddlers[Z]. 2010.

[2] Robert M. Kliegman, Bonita F. Stanton, Joseph W. St. Geme Ⅲ, et al. Nelson Textbook of Pediatrics[M]. 19th ed.Philadelphia：Saunders, 2011.

[3] American Academy of Pediatrics. Caring for Your Baby and Young Child: Birth to Age 5 [M]. 6th Revised ed. New York: Bantam Books, 2014.

[4] 毛萌.儿科学[M].北京：高等教育出版社，2007.

[5] 中华医学会儿科学分会儿童保健学组，中华医学会围产医学分会，中国营养学会妇幼营养分会，等.母乳喂养促进策略指南（2018版）[J].中华儿科杂志，2018，56（4）：261-266.

[6] 李梦晨.服用抗癫痫药的妇女分娩的孩子残疾率高[J]. 国外医学（社会医学分册），2005，22（1）：42-43.

[7] 让蔚清，刘烈刚.妇幼营养学[M].北京：人民卫生出版社，2014.

[8] 卫生部.儿童喂养与营养指导技术规范. http://www.gov. cn/zwgk/2012-05/02/content_2128078.htm.

[9] Michele Hakakha, Ari Brown. Expecting 411: Clear Answers & Smart advice for Your Pregnancy[M]. Austin:Windsor Peak Press, 2010.

[10] Berthold Koletzko.临床儿科营养[M].2版.王卫平,主译.北京：人民卫生出版社，2016.

[11] 黎海芪.实用儿童保健学[M].北京：人民卫生出版社，2016.

[12] 毛萌，李廷玉.儿童保健学[M].3版.北京：人民卫生出版社，2014.

[13] 毛萌.儿科专科医师规范化培训教材：儿童保健学分册[M].北京：人民卫生出版社，2017.

[14] Reginald C.Tsang, Ricardo Uauy, Berthold Koletzko, et al.早产儿营养:基础与实践指南[M].姚裕家，母得志，杨凡，主译.北京：人民卫生出版社,2008.

[15] 《中华儿科杂志》编辑委员会，中华医学会儿科学分会儿童保健学组，中华医学会儿科学分会新生儿学组.早产、低出生体重儿出院后喂养建议[J].中华儿科杂志，2016，54（1）：6-12.

[16] 《中华儿科杂志》编辑委员会，中华医学会儿科学分会儿童保健学组.中国儿童体格生长评价建议[J].中华儿科杂志，2015，53（12）：887-892.

[17] 斯坦利·格林斯潘，南希·布鲁斯劳·刘易斯.格林斯潘心

理育儿：0~5岁[M].孙春晨译.北京：华夏出版社，2014.

[18] 韦小满.特殊儿童心理评估[M].北京：华夏出版社，2006.

[19] 金星明, 静进.发育与行为儿科学[M].北京：人民卫生出版社，2014.

[20] 黄静，毛萌，杨慧明，等.早产儿在婴幼儿时期智能发育和气质行为的队列研究[J].中华临床医师杂志(电子版)，2013，7(22)：10074-10078.

[21] Doyle L W，Anderson P J, Battin M, et al. Long term follow up of high risk children: who, why and how? [J]. BMC Pediatrics, 2014(14):279-293.

[22] Sharma P K, Sankar M J, Sapra S, et al.Growth and neurosensory outcomes of preterm very low birth weight infants at 18 months of corrected age[J]. Indian J Pediatr, 2011, 78(12)：1485–1490.

[23] Walker K, Holland A J A, Halliday R. Which high-risk infants should we follow-up and how should we do it? [J]. Journal of Paediatrics and Child Health, 2012, 48(9): 789–793

[24] Spittle A J, Boyd R N, Inder T E, et al.Predicting motor development in very preterm infants at 12 months' corrected age: the role of qualitative magnetic resonance imaging and general movements assessments[J]. Pediatrics, 2009, 123(2): 512-517.

[25] Spittle A J, Spencer-Smith M M, Eeles A L, et al. Does the Bayley-III Motor Scale at 2 years predict motor outcome at 4 years

in very preterm children? [J]. Developmental Medicine & Child Neurology, 2013, 55(5): 448-452.

[26] Klein V C, Rocha L C, Martinez F E, et al. Temperament and behavior problems in toddlers born preterm and very low birth weight[J]. Spanish Journal of Psychology, 2013(16): e18, 1-9.

[27] 斯泰拉·切斯，亚历山大·托马斯. 气质论[M].谭碧云，译.上海：上海社会科学院出版社，2017.

[28] 王枬.教育的意境[M].合肥：安徽教育出版社，2008.

[29] 丹·沙利文，凯瑟琳·野村.一生的成长法则[M].于继革，译.北京：中信出版社，2007.

[30] 中华医学会儿科学分会儿童保健学组，《中华儿科杂志》编辑委员会.儿童微量营养素缺乏防治建议[J].中华儿科杂志，2010，48（7）：502-509.

[31] 罗双红，舒敏，温杨，等.中国0至5岁儿童病因不明急性发热诊断和处理若干问题循证指南(标准版)[J].中国循证儿科杂志，2016，11（2）：81-96.

[32] 中华医学会耳鼻咽喉头颈外科学分会小儿学组.中国儿童气管支气管异物诊断与治疗专家共识[J].中华耳鼻咽喉头颈外科杂志，2018，53（5）：325-338.

[33] World Health Organization. Pocket book of hospital care for children: guidelines for the management of common childhood illnesses [Z]. 2nd ed. 2013

[34] FDA.http：/ /www.accessdata. fda. gov /scripts /cder / drugsatfda /index. cfm? fuseaction.

[35] 中华医学会儿科学分会免疫学组，中华医学会儿科学分会儿童保健学组，中华医学会儿科学分会消化学组，等. 中国婴幼儿牛奶蛋白过敏诊治循证建议[J]. 中华儿科杂志，2013，51（3）：183-186.

[36] 王媛，庞文英，邓欣. 小儿烫伤的家庭急救[J]. 中华综合临床医学杂志，2003, 5（1）：75.

[37] 刘筱英.儿童烫伤的家庭护理与预防[J]. 家庭医学（下），2016（4）：60-61.

[38] 徐幼. 你的孩子安全吗——耳鼻咽喉头颈外科专家告诉你儿童异物伤害那些事儿[M]. 成都：四川科学技术出版社，2018.